Univ. Klinik für Innere Medizin
OA Dr. Hilbe Wolfgang
Piepser 63-1230

Chronische myeloische Leukämie

Biologie – Diagnostik – Klinik – Therapie

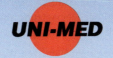

UNI-MED Verlag AG
Bremen - London - Boston

Die Deutsche Bibliothek - CIP-Einheitsaufnahme

Hochhaus, Andreas:
Chronische myeloische Leukämie. Biologie – Diagnostik – Klinik – Therapie/Andreas Hochhaus und Rüdiger Hehlmann.-
1. Auflage - Bremen: UNI-MED, 2001
(UNI-MED SCIENCE)
ISBN 3-89599-545-2

© 2001   by UNI-MED Verlag AG, D-28323 Bremen,
International Medical Publishers (London, Boston)
Internet: www.uni-med.de, e-mail: info@uni-med.de
Printed in Germany

Das Werk ist urheberrechtlich geschützt. Alle dadurch begründeten Rechte, insbesondere des Nachdrucks, der Entnahme von Abbildungen, der Übersetzung sowie der Wiedergabe auf photomechanischem oder ähnlichem Weg bleiben, auch bei nur auszugsweiser Verwertung, vorbehalten.

Die Erkenntnisse der Medizin unterliegen einem ständigen Wandel durch Forschung und klinische Erfahrungen. Die Autoren dieses Werkes haben große Sorgfalt darauf verwendet, daß die gemachten Angaben dem derzeitigen Wissensstand entsprechen. Das entbindet den Benutzer aber nicht von der Verpflichtung, seine Diagnostik und Therapie in eigener Verantwortung zu bestimmen.

Geschützte Warennamen (Warenzeichen) werden nicht besonders kenntlich gemacht. Aus dem Fehlen eines solchen Hinweises kann also nicht geschlossen werden, daß es sich um einen freien Warennamen handele.

UNI-MED. Die beste Medizin.

In der Reihe UNI-MED SCIENCE werden aktuelle Forschungsergebnisse zur Diagnostik und Therapie wichtiger Erkrankungen "state of the art" dargestellt. Die Publikationen zeichnen sich durch höchste wissenschaftliche Kompetenz und anspruchsvolle Präsentation aus. Die Autoren sind Meinungsbildner auf ihren Fachgebieten.

Vorwort

Die chronische myeloische Leukämie (CML) ist eine neoplastische myeloproliferative Erkrankung, die von der pluripotenten hämatopoetischen Stammzelle ausgeht. Der typische Verlauf ist dreiphasig und besteht aus einer stabilen, therapeutisch gut zu beeinflussenden chronischen Phase, einer Akzelerationsphase, die durch zunehmende Resistenz auf die Primärtherapie gekennzeichnet ist, und der Blastenphase, deren klinisches Bild einer akuten Leukämie ähnelt.

Die CML ist durch eine exzessive Proliferation der Granulopoese im Knochenmark mit Linksverschiebung bis zu den Myeloblasten bei kontinuierlicher Ausreifung charakterisiert unter häufiger Mitbeteiligung der Megakaryopoese. Die in der Mehrzahl der Fälle beobachtete Hepatosplenomegalie ist Ausdruck der Infiltration von Leber und Milz.

Leitbefund ist die zum Teil extreme Leukozytose mit Auftreten von unreifen Vorstufen der Myelopoese (Metamyelozyten, Myelozyten, Promyelozyten und Myeloblasten) im Differenzialblutbild. Der Anteil der Blasten liegt in der chronischen Phase in der Regel unter 10 %. Höhere Blastenwerte weisen auf eine Akzeleration, mehr als 30 % Blasten und Promyelozyten auf eine Blastenkrise hin.

Obwohl die CML in der deutschen und englischen Literatur bereits 1845 beschrieben wurde, war der entscheidende Durchbruch zur Aufklärung der Biologie der Erkrankung die Entdeckung des Philadelphia-Chromosoms im Jahre 1960. Zytogenetisch ist die CML bei etwa 90 % der Patienten durch das Vorliegen der Philadelphia-Translokation, t(9;22)(q34;q11) gekennzeichnet. Auf molekularer Ebene handelt es sich hierbei um die Fusion der Gene BCR und ABL. Die pathogenetisch entscheidende Rolle des chimären BCR-ABL-Gens und seiner Produkte wurde in zahlreichen *in-vitro*- und *in-vivo*-Experimenten nachgewiesen.

Standardtherapien der CML sind Interferon alpha in Verbindung mit Hydroxyurea und niedrigdosiertem Ara-C, sowie die allogene Stammzelltransplantation. Die differentielle Indikationsstellung der Primärtherapie sollte unter Zugrundelegung der modernen Risikoindices (Hasford-Score für die medikamentöse Therapie, EBMT-Score für die allogene Stammzelltransplantation) erfolgen. Ein frühes hämatologisches und zytogenetisches Ansprechen ist mit einer guten Prognose assoziiert.

Auf der Grundlage der molekularen Aufklärung der Pathogenese der CML erfolgte die Entwicklung des spezifischen Inhibitors der BCR-ABL-Tyrosinkinase STI571. Vielversprechende präklinische Daten wurden in Phase-I- und Phase-II-Studien bei Interferon-refraktären Patienten in der chronischen Phase und bei fortgeschrittener Erkrankung bestätigt. Trotz sehr guten hämatologischen und zytogenetischen Ansprechens sollte der Einsatz von STI571 bis zum Vorliegen langfristiger Überlebens- und Nebenwirkungsdaten klinischen Studien vorbehalten bleiben.

Die CML ist aufgrund des dreistufigen klinischen Verlaufes, der Aufklärung der zytogenetischen und molekularen Pathogenese und der molekular begründeten Therapiestrategien eine Modellerkrankung für die Pathogenese und Behandlung hämatologischer und onkologischer Erkrankungen.

Mit dem vorliegenden Buch wollen wir eine Übersicht über den aktuellen Kenntnisstand der Biologie der CML, über diagnostische Verfahren sowie gesicherte und experimentelle Therapien geben.

Mannheim, im Juni 2001

Andreas Hochhaus
Rüdiger Hehlmann

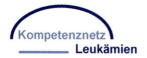

Das Kompetenznetz "Akute und chronische Leukämien" wird vom Bundesministerium für Bildung und Forschung, vertreten durch den Projektträger Gesundheitsforschung (DLR e.V.) gefördert.

Autoren

Herausgeber:

Andreas Hochhaus
Rüdiger Hehlmann

Unter Mitarbeit von:

Ute Berger
Michael Emig
Georg Engelich
Alice Fabarius
Ulrike Gnad
Gernot Hartung
Alwin Krämer
Sebastian Kreil
Christian Kuhn
Tanja Lahaye
Paul La Rosée

Harald Löffler
Ole Maywald
Kirsten Merx
Georgia Metzgeroth
Martin Müller
Peter Paschka
Wolfgang Queißer
Andreas Reiter
Susanne Saußele
Andreas Weißer
Andreas Willer

Priv.-Doz. Dr. med. Andreas Hochhaus
Kap. 1., 2., 5., 8., 9., 10., 11., 12.

Prof. Dr. med. Rüdiger Hehlmann
Kap. 1., 12.

Dr. med. Ute Berger
Kap. 1., 5., 7., 8., 9., 12.

Michael Emig
Kap. 10.

Dr. med. Georg Engelich
Kap. 7.

Dr. rer. nat. Alice Fabarius
Kap. 2.

Dr. med. Ulrike Gnad
Kap. 5., 6.

Priv.-Doz. Dr. med. Gernot Hartung
Kap. 4.

Sebastian Kreil
Kap. 8., 10.

Dr. med. Christian Kuhn
Kap. 10.

Dr. med. Tanja Lahaye
Kap. 8., 9.

III. Medizinische Klinik
Fakultät für Klinische Medizin Mannheim der
Ruprecht-Karls-Universität Heidelberg
Wiesbadener Straße 7-11
68305 Mannheim
Tel.: 0621 383 4115
Fax: 0621 383 4201
e-mail: hochhaus@uni-hd.de

Dr. med. Paul La Rosée
Kap. 2.

Dr. med. Harald Löffler
Kap. 3.

Dr. med. Ole Maywald
Kap. 7.

Dr. med. Kirsten Merx
Kap. 10.

Dr. med. Georgia Metzgeroth
Kap. 5., 7.

Dr. med. Martin Müller
Kap. 10.

Dr. med. Peter Paschka
Kap. 6.

Prof. Dr. med. Wolfgang Queißer
Kap. 4.

Dr. med. Andreas Reiter
Kap. 2., 6., 10., 11., 12.

Dr. med. Susanne Saußele
Kap. 2.

Dr. med. Andreas Weißer
Kap. 10.

Priv.-Doz. Dr. med. Andreas Willer
Kap. 9., 11.

Priv.-Doz. Dr. med. Alwin Krämer
Kap. 3.

Medizinische Klinik und Poliklinik V
der Ruprecht-Karls-Universität Heidelberg
Hospitalstraße
69115 Heidelberg

Inhaltsverzeichnis

1.	**Krankheitsbild der chronischen myeloischen Leukämie (CML)**	**14**
1.1.	Historischer Überblick	14
1.2.	Epidemiologie	15
1.3.	Klinisches Bild, Stadieneinteilung	15
1.4.	Diagnostik	17
1.5.	Literatur	17
2.	**Zytogenetik, Molekularbiologie**	**22**
2.1.	Zytogenetik	22
2.2.	Molekularbiologie	23
2.3.	Literatur	27
3.	**Zellbiologie und Stammzellkinetik**	**34**
3.1.	Einleitung	34
3.2.	Stammzellkinetik	35
3.2.1.	Die Ursprungszelle der CML	35
3.2.2.	Wege zur klonalen Expansion	36
3.2.3.	Die Dowding-Hypothese	36
3.2.4.	Die Hypothese der diskordanten Reifung	37
3.2.5.	Die Rolle der Apoptose	38
3.3.	Ursachen einer deregulierten Proliferation	39
3.3.1.	Gestörte Regulation durch Adhäsion	39
3.3.2.	Die Hypothese des Adhäsionsdefekts	40
3.3.3.	Gestörte Regulation durch Zytokine und Wachstumsfaktoren	41
3.3.4.	Interferon-α und Adhäsion	41
3.3.5.	Veränderte Expression von Zytokinen	42
3.4.	Störungen der Differenzierung und Reifung	42
3.5.	Fortschreitende Malignisierung als Folge genetischer Instabilität	43
3.6.	Zusammenfassung und Schlussfolgerungen	44
3.7.	Literatur	45
4.	**Zytologische und histologische Charakterisierung der CML**	**48**
4.1.	Blutbild	48
4.2.	Blutausstrich	48
4.3.	Knochenmarkpunktion	50
4.4.	Knochenmarkstanzbiopsie	52
4.5.	Klassifikation der CML nach histologischen Kriterien	54
4.6.	Literatur	56
5.	**Medikamentöse Therapie**	**60**
5.1.	Geschichtlicher Überblick	60
5.2.	Planung der Therapiestrategie	60
5.3.	Hydroxyurea	61

5.4.	Interferon-α (IFN-α)	61
5.5.	Arabinosyl-Cytosin (Ara-C), IFN-α/Ara-C-Kombinationstherapie	64
5.6.	Busulfan	65
5.7.	Therapie spezieller Probleme	65
5.8.	Prognose	66
5.9.	Literatur	67

6. Allogene Stammzelltransplantation — 74

6.1.	HLA-Typisierung	74
6.2.	Zeitpunkt der Transplantation	74
6.3.	Risikofaktoren	74
6.4.	Medikamentöse Vortherapie	75
6.5.	Konditionierungstherapie	76
6.6.	Transplantation von Knochenmark vs. periphere Blutstammzellen (PBSCT)	76
6.7.	T-Zell-Depletion	76
6.8.	Komplikationen	77
6.8.1.	Infektionen	77
6.8.2.	Graft-versus-Host-Disease (GvHD)	78
6.8.3.	Idiopathische Pneumonie	80
6.8.4.	Veno-occlusive-Disease (VOD)	80
6.8.5.	Tranplantatversagen	80
6.9.	Graft-versus-Leukemia (GvL)-Effekt	80
6.10.	Rezidivtherapie	81
6.11.	Vergleich der allogenen SZT mit der bestmöglichen medikamentösen Therapie	82
6.12.	Dosismodifizierte Transplantation	82
6.13.	Schlussbemerkung	83
6.14.	Literatur	83

7. Intensive Chemotherapie, autologe Stammzelltransplantation — 88

7.1.	Einleitung	88
7.2.	Wissenschaftlicher Hintergrund	88
7.3.	Stammzellgewinnung	89
7.4.	Autotransplantation	91
7.4.1.	Konditionierung	91
7.4.2.	Komplikationen	92
7.4.3.	Erhaltungstherapie	92
7.4.4.	Ergebnisse	92
7.5.	Literatur	93

8. Hemmung der Tyrosinkinase-Aktivität durch STI571 — 96

8.1.	Präklinische Testung	96
8.2.	Phase-I-Studien	96
8.3.	Phase-II-Studien	97
8.4.	Phase-III-Studie	97

8.5.	Resistenzentwicklung	97
8.6.	Kombinationstherapie	98
8.7.	Fazit	98
8.8.	Literatur	99

9. Experimentelle Therapien — 102

9.1.	Antisense-Oligonukleotide	102
9.2.	Homoharringtonin	102
9.3.	Decitabin	102
9.4.	Aktive und spezifische Immuntherapie der CML	102
9.5.	Farnesyltransferase-Inhibitoren	103
9.6.	Literatur	104

10. Methoden zur zytogenetischen und molekularen Diagnostik und zur Verlaufskontrolle der CML — 108

10.1.	Ziel des Nachweises einer residuellen Erkrankung	108
10.2.	Hämatologisches Ansprechen	108
10.3.	Zytogenetik	109
10.4.	Fluoreszenz-*in-situ*-Hybridisierung (FISH)	109
10.5.	Southern-Blot-Analyse	110
10.6.	Western Blot	111
10.7.	Polymerase-Kettenreaktion (PCR)	112
10.7.1.	Qualitative PCR-Methoden	112
10.7.2.	Quantitative PCR-Methoden	114
10.8.	Andere Techniken	117
10.9.	Auswahl der geeigneten Technik	117
10.10.	Literatur	118

11. Philadelphia-negative CML — 124

11.1.	Ph-negative, BCR-ABL-positive CML und variante Ph-Translokationen	124
11.2.	Ph-negative, BCR-ABL-negative CML - atypische CML	124
11.3.	Klinische Symptomatik	125
11.4.	Heterogenität der Ph-negativen/BCR-ABL-negativen CML	126
11.5.	Therapie	127
11.6.	Literatur	127

12. Schlussfolgerungen und Empfehlungen zur Diagnostik und Therapie — 132

13. Verzeichnis der verwendeten Abkürzungen — 136

Index — 140

Krankheitsbild der chronischen myeloischen Leukämie (CML)

1. Krankheitsbild der chronischen myeloischen Leukämie (CML)

1.1. Historischer Überblick

Die chronische myeloische Leukämie ist eine klonale Störung der Hämatopoese und gehört zu den Entitäten der chronischen myeloproliferativen Erkrankungen (1). Virchow und Bennett dokumentierten das Krankheitsbild unabhängig voneinander erstmals im Jahre 1845 (2;3). Virchow verwendete die Bezeichnung 'Weisses Blut' (3) und beschrieb die charakteristische Morphologie einer linksverschobenen Myelopoese am ungefärbten Präparat (☞ Abb. 1.1, 1.2).

Weißes Blut.

Außer sehr wenig rothen Blutkörperchen bestand der ungleich größere Theil aus denselben farblosen oder weißen Körpern, die auch im normalen Blut vorkommen, nämlich kleinen, nicht ganz regelmäßigen Proteïnmolecülen, größeren, körnigen, fetthaltigen, kernlosen Körperchen und granulirten Zellen mit einem rundlichen, hufeisenförmigen oder kleeblattartigen oder mit mehreren napfförmigen, distincten Kernen. Die größeren dieser Zellen hatten ein leicht gelbliches Aussehen. Das Verhältniß zwischen den farbigen und farblosen Blutkörperchen stellte sich hier ungefähr umgekehrt, wie im normalen Blut, indem die farblosen die Regel, die farbigen eine Art von Ausnahme zu bilden schienen. Wenn ich daher von weißem Blute spreche, so meine ich in der That ein Blut, in welchem die Proportion zwischen den rothen und farblosen (in Masse weißen) Blutkörperchen eine umgekehrte ist, ohne daß eine Beimischung fremdartiger chemischer oder morphologischer Elemente zu bemerken wäre.

ich würde mich glücklich schätzen, der Wissenschaft dadurch zu einer neuen und, wie es mir scheint, nicht unwichtigen Thatsache verholfen zu haben. —

Dr. Virchow.

Abb. 1.1: Bericht über einen Patienten mit chronischer myeloischer Leukämie [Rudolf Virchow, Frorieps Notizen 36 (1845) 151-156 (3)]. Detaillierte Beschreibung der Morphologie des peripheren Blutes.

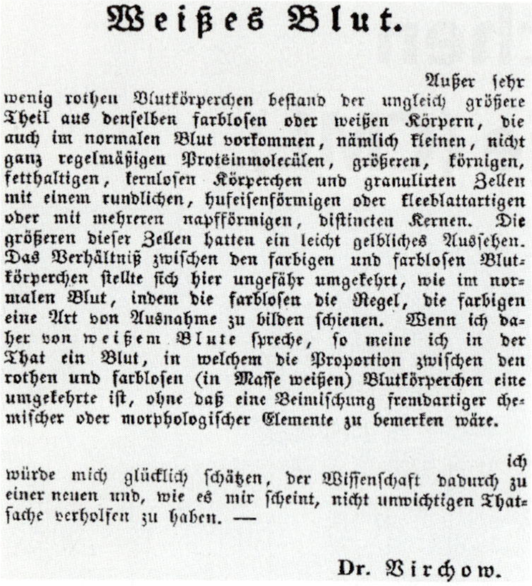

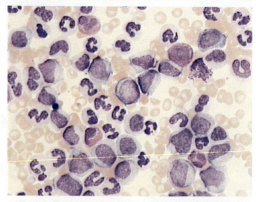

Abb. 1.2: Blutausstrich eines Patienten mit chronischer myeloischer Leukämie. Auffällig ist die Ausschwemmung myeloischer Zellen aller Reifungsstufen, die Eosinophilie und Basophilie (PD Dr.Dr. T. Haferlach, München).

Neumann erkannte 1870, dass die Leukozyten aus dem Knochenmark stammen und nahm an, dass die CML auf einer Überproduktion von Granulozyten beruhe (☞ Abb. 1.3, (4)). Die Aufklärung der zugrunde liegenden pathogenetischen Mechanismen begann 1960, als Nowell und Hungerford einen spezifischen chromosomalen Defekt der leukämischen Zellen von CML-Patienten beschrieben, welcher nach dem Ort der Entdeckung *Philadelphia-Chromosom* (Ph) genannt wurde (5). Im Jahre 1973 entdeckte Janet Rowley durch Anwendung einer Bänderungs-Technik, dass das Ph-Chromosom Resultat einer Translokation zwischen den Chromosomen 9 und 22 ist (6). Die molekulare Basis der t(9;22) wurde Mitte der 80er Jahre mit der Entdeckung gelegt, dass das zelluläre Onkogen ABL von Chromosom 9 in die Bruchpunktregion ('breakpoint cluster region', bcr) auf Chromosom 22 transloziert wird (7;8). Das 210 kDa BCR-ABL-Protein als Produkt des chimären BCR-ABL-Gens wurde 1986 nachgewiesen (9). Die pathogenetische Relevanz des BCR-ABL-Gens im Rahmen der Leukämogenese wurde durch Transfektions- und Transplantationsmodelle *in vivo* und *in vitro* sowie die Wirkung des ABL-Inhibitors STI571 belegt (10-14).

1.3. Klinisches Bild, Stadieneinteilung

> I. Ein Fall von Leukämie mit Erkrankung des Knochenmarkes.
>
> Von
>
> Prof. E. Neumann in Königsberg i. Pr.
>
> Es handelt sich darum zu entscheiden, ob es neben der lienalen und lymphatischen Form der Krankheit auch eine myelogene Leukämie giebt.

Abb. 1.3: Erstbeschreibung des Knochenmarkes als Ursprung der Leukämien [E. Neumann, Archiv der Heilkunde 11 (1870) 1-13 (4)].

1.2. Epidemiologie

Zur Epidemiologie der CML existieren nur wenige Mitteilungen (15-18). Die Daten zur Inzidenz in Deutschland beruhen auf den relativ ungenauen Analysen der Todesursachen. Etwa 15 % aller Leukämien sind CML-Fälle. Nach dem Jahrbuch des Statistischen Bundesamtes "Sterbefälle nach Todesursachen" traten in Deutschland im Jahre 1995 ca. 1600 Neuerkrankungen/Jahr auf, d.h. die Inzidenz betrug etwa 2/100.000 (19). Diese Beobachtungshäufigkeit ist weltweit homogen. Männer sind etwa 1,4mal häufiger betroffen als Frauen. Im allgemeinen ist die CML eine Erkrankung der Erwachsenen mit der höchsten Inzidenz im fünften und sechsten Dezennium, sie wird aber in allen Altersgruppen beobachtet (18;20).

Das Fehlen eines konkordanten Auftretens der CML bei eineiigen Zwillingen lässt auf eine erworbene Erkrankung schließen, in den meisten Fällen gibt es aber keine prädisponierenden Faktoren (21). Eine Häufung von Leukämien einschließlich der CML wurde nach dem Atombombenabwurf von Hiroshima (22-24) sowie nach Röntgen- und Gammabestrahlung beobachtet (25-27). Durch *in vitro* durchgeführte Gamma- und Neutronenbestrahlung von BCR-ABL-negativen Zelllinien konnte die Expression von BCR-ABL-Transkripten induziert werden (28). Nach langjährigem Kontakt mit Benzen oder anderen aromatischen Lösungsmitteln traten gehäuft CML-Fälle auf (27;29). Bei der Mehrzahl der Erkrankten ist jedoch keine besondere Strahlen- oder Chemikalienexposition oder nachweisbar.

1.3. Klinisches Bild, Stadieneinteilung

In entwickelten Ländern wird die Diagnose bei mehr als der Hälfte der Patienten zufällig während Routineuntersuchungen gestellt; andere Patienten fallen durch unspezifische Allgemeinsymptome, wie Müdigkeit, Gewichtsverlust, Leistungsknick, splenomegal bedingte Oberbauchbeschwerden oder Haut- oder Schleimhautblutungen auf. Tab. 1.1 zeigt die Symptome und Befunde zum Zeitpunkt der Diagnose unter Verwendung der Daten von 622 CML-Patienten (30).

Leukozytose	98 %
BCR-ABL-Transkript	95 %
M-bcr-Rearrangierung	93 %
Philadelphia-Chromosom	90 %
ALP-Index erniedrigt	86 %
Splenomegalie	72 %
LDH erhöht	71 %
Anämie	62 %
Leistungsabfall	61 %
Thrombozytose	48 %
Abdominalbeschwerden	30 %
Myelofibrose	28 %
Gewichtsverlust	21 %
Thrombozytopenie	9 %
extramedulläre Infiltrate	7 %
Fieber	6 %

Tab. 1.1: Symptome und Befunde bei Patienten mit chronischer myeloischer Leukämie (nach (30)).

Der klinische Verlauf ist zwei- oder dreiphasig. Die meisten Patienten werden in der relativ stabilen, sogenannten chronischen Phase diagnostiziert.

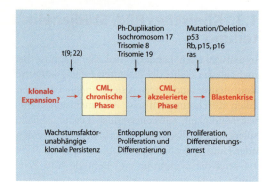

Abb. 1.4: Klinische Phasen der CML und assoziierte zytogenetische und molekulare Befunde.

▶ **chronische Phase**

Typischer Befund ist eine oft exzessive Vermehrung der Leukozyten im peripheren Blut, verbunden mit einer Linksverschiebung, häufig bis zu den Myeloblasten. Die periphere Leukozytose ist Ausdruck einer massiv gesteigerten Myelopoese im Knochenmark, häufig sind die eosinophilen und basophilen Vorstufen sowie die Megakaryopoese mitbetroffen.

Die Diagnose ergibt sich aus den folgenden Kriterien, die nicht alle erfüllt sein müssen:

- Leukozytose, meist >30.000/µl mit Linksverschiebung
- hyperzelluläres Knochenmark mit Hyperplasie der Myelopoese, oft auch der Megakaryopoese
- Splenomegalie
- Ausschluss einer subakuten Leukämie oder einer Myelodysplasie
- Ausschluss anderer myeloproliferativer Erkrankungen wie Myelofibrose, essentielle Thrombozythämie, Polycythaemia vera und
- Nachweis des Philadelphia-Chromosoms (Ph) oder der BCR-ABL-Translokation

Weitere typische Parameter sind eine erniedrigte oder nicht nachweisbare Aktivität der alkalischen Leukozytenphosphatase sowie Zeichen des Hypermetabolismus: Fieber, Gewichtsverlust, erhöhte Aktivität der Laktatdehydrogenase (LDH) und erhöhte Harnsäurespiegel im Blut.

Die chronische Phase ist therapeutisch gut zu beeinflussen und dauert im Median vier bis fünf Jahre an (30;31). Sie geht in eine sogenannte akzelerierte, instabile Phase mit zunehmender Resistenz auf die Initialtherapie über.

▶ **Akzelerationsphase**

Die Akzelerationsphase kann gekennzeichnet sein durch

- steigende Leukozytenzahlen trotz adäquater zytostatischer Therapie
- persistierendes Fieber ohne erkennbare Infektion
- signifikanten Gewichtsverlust
- nicht therapieinduzierten Thrombozytenabfall unter 100.000/µl
- Anämie
- progrediente Splenomegalie bei laufender Therapie
- Anstieg der Basophilen oder Eosinophilen im peripheren Blut auf mehr als 20 %
- neue Chromosomenaberrationen zusätzlich zum Ph-Chromosom (Aneuploidie: Trisomie 8, 2. Ph-Chromosom, Isochromosom 17, Trisomie 19)
- progrediente Thrombozytose
- zunehmende Kollagenfibrose im Knochenmark mit Normoblasten im peripheren Blut (32-35)

▶ **Blastenphase**

Relativ plötzlich im Verlauf der chronischen Phase oder im Anschluss an die akzelerierte Phase tritt die sogenannte terminale Blastenphase (Blastenkrise) auf. Die Stammzellnatur der CML wird durch das Auftreten verschiedenster blastärer Phänotypen (myeloisch, megakaryoblastär, monoblastär, erythroblastär, basophil, eosinophil, B-lymphoblastisch, T-lymphoblastisch) deutlich. Immunphänotypische Mischformen sind häufig. Die Dauer der Blastenkrise beträgt unter Chemotherapie im Median nur drei bis sechs Monate (36-38).

Eine mögliche Definition der Blastenphase ist das Auftreten

- von mehr als 30 % Blasten plus Promyelozyten im peripheren Blut oder
- von mehr als 50 % Blasten plus Promyelozyten im Knochenmark (30) oder
- von extramedullären blastären Infiltraten

Eine alternative Definition fordert in Analogie zu den akuten Leukämien 30 % Blasten im peripheren Blut oder Knochenmark (33). Bei einem Drittel der Patienten haben die Blasten einen lymphatischen Phänotyp, zwei Drittel sind myeloblastisch oder undifferenziert (39).

1.4. Diagnostik

Die *initiale Basisdiagnostik* umfasst folgende Untersuchungen:

- Anamnese und körperlicher Befund: Milz- und Lebergröße, Inspektion von Haut und Schleimhäuten auf extramedulläre Infiltrate und Blutungszeichen, Palpation aller relevanten Lymphknotenregionen, Suche nach Hinweisen für thromboembolische Ereignisse und Mikrozirkulationsstörungen
- Blutbild (Hämoglobin, Hämatokrit, Erythrozytenzahl, Retikulozytenanteil, MCV, MCH, Leukozytenzahl, Thrombozytenzahl, Differenzialblutbild mit Beurteilung der Erythrozytenmorphologie)
- Knochenmarkbiopsie in Jamshidi-Technik (Giemsa- und Faserfärbung) mit Aspirationszytologie
- Aktivität der alkalischen Leukozytenphosphatase (ALP) und LDH, Harnsäure, Kreatinin
- sonographische Bestimmung von Leber- und Milzgröße
- Zytogenetik zum Nachweis des Ph-Chromosoms und anderer Aberrationen; molekulargenetische Analyse zum Nachweis der BCR-Rearrangierung auf DNA-Ebene (Southern Blot (40;41)), der BCR-ABL-Translokation auf RNA-Ebene (Multiplex-PCR (42)), des BCR-ABL-Proteins durch Western Blot (43;44), oder der Kolokalisation von BCR und ABL durch Doppel-Color-FISH (45)

Im peripheren Blut zeigt meist eine deutliche Leukozytose mit Ausschwemmung sämtlicher Vorstufen der Myelopoese. Nicht obligat können auch die Thrombozyten vermehrt sein. Meist besteht eine Basophilie, häufig auch eine Eosinophilie im peripheren Blut. Im Knochenmark findet sich eine ausgeprägte Hyperplasie der Myelopoese und oft auch der Megakaryopoese. Fettzellen sind nur noch spärlich nachweisbar, die Zelldichte liegt zwischen 90 und 100 %. Die Megakaryozyten sind oft klein und oligoploid. Ein erhöhter Anteil retikulärer Fasern ist initial bei etwa einem Viertel der Patienten in chronischer Phase nachweisbar. In Knochenmark und Milz finden sich oft glykolipidspeichernde Makrophagen, die als Pseudo-Gaucher-Zellen bezeichnet werden (☞ Kap. 4, (46)).

1.5. Literatur

1. Dameshek, W. (1951). Some speculations on the myeloproliferative syndromes. Blood 6, 372-375

2. Bennett, J. H. (1845). Case of hypertrophy of the spleen and liver, in which death took place from suppuration of the blood. Edinburgh Med.Surg.J. 64, 413-423

3. Virchow, R. (1845). Weisses Blut. Frorieps Notizen 36, 151-156

4. Neumann, E. (1870). I. Ein Fall von Leukämie mit Erkrankung des Knochenmarkes. Arch.Heilk. 11, 1-13

5. Nowell, P. C. and Hungerford, D. A. (1960). A minute chromosome in human chronic granulocytic leukemia. Science 132, 1497-1501

6. Rowley, J. D. (1973). A new consistent chromosome abnormality in chronic myelogenous leukaemia detected by quinacrine fluorescence and Giemsa staining. Nature 243, 290-293

7. de Klein, A., van Kessel, A. G., Grosveld, G., Bartram, C. R., Hagemeijer, A., Bootsma, D., Spurr, N. K., Heisterkamp, N., Groffen, J., and Stephenson, J. R. (1982). A cellular oncogene is translocated to the Philadelphia chromosome in chronic myelocytic leukaemia. Nature 300, 765-767

8. Bartram, C. R., de Klein, A., Hagemeijer, A., van Agthoven, T., Geurts van Kessel, A., Bootsma, D., Grosveld, G., Ferguson Smith, M. A., Davies, T., Stone, M., Heisterkamp, N., Stephenson, J. R., and Groffen, J. (1983). Translocation of c-*abl* oncogene correlates with the presence of a Philadelphia chromosome in chronic myelocytic leukaemia. Nature 306, 277-280

9. Ben Neriah, Y., Daley, G. Q., Mes Masson, A. M., Witte, O. N., and Baltimore, D. (1986). The chronic myelogenous leukemia-specific P210 protein is the product of the bcr/abl hybrid gene. Science 233, 212-214

10. Daley, G. Q., van Etten, R. A., and Baltimore, D. (1990). Induction of chronic myelogenous leukemia in mice by the P210bcr/abl gene of the Philadelphia chromosome. Science 247, 824-830

11. Heisterkamp, N., Jenster, G., ten Hoeve, J., Zovich, D., Pattengale, P. K., and Groffen, J. (1990). Acute leukaemia in bcr/abl transgenic mice. Nature 344, 251-253

12. Elefanty, A. G., Hariharan, I. K., and Cory, S. (1990). *bcr-abl*, the hallmark of chronic myeloid leukaemia in man, induces multiple haemopoietic neoplasms in mice. EMBO J. 9, 1069-1078

13. Zhao, R. C., Jiang, Y., and Verfaillie, C. M. (2001) A model of human p210bcr/ABL-mediated chronic myelogenous leukemia by transduction of primary normal

human CD34+ cells with a BCR/ABL-containing retroviral vector. Blood 97, 2406-2412.

14. Druker, B. J., Tamura, S., Buchdunger, E., Ohno, S., Segal, G. M., Fanning, S., Zimmermann, J., and Lydon, N. B. (1996). Effects of a selective inhibitor of the Abl tyrosine kinase on the growth of Bcr-Abl positive cells. Nat.Medic. 2, 561-566

15. Cartwright, R. A., Alexander, F. E., McKinney, P. A., and Ricketts, T. J. (1991). Leukaemia Research Fund data collection survey: descriptive epidemiology of chronic myeloid leukaemia. Leukemia 5, 138-141

16. Groves, F. D., Linet, M. S., and Devesa, S. S. (1995). Patterns of occurrence of the leukaemias. Eur.J. Cancer 31A, 941-949

17. Bernard, J. (1989). The epidemiology of leukemias (past, present, future). Nouv.Rev.Fr.Hematol. 31, 103-109

18. Finch, S. C. and Linet, M. S. (1992). Chronic leukaemias. Baillieres Clin.Haematol. 5, 27-56

19. Statistisches Bundesamt. Sterbefälle nach Todesursachen in Deutschland. 1995.

20. Lee, S. J. (2000) Chronic myelogenous leukaemia. Br.J.Haematol. 111, 993-1009.

21. Goldman, J. M. (1989). Recent advances in molecular biology of chronic myeloid leukaemia: is the pathogenetic puzzle approaching solution? Bone Marrow Transplant. 4 Suppl 1, 129-130

22. Preston, D. L., Kusumi, S., Tomonaga, M., Izumi, S., Ron, E., Kuramoto, A., Kamada, N., Dohy, H., Matsui, T., Nonaka, H., Thompson, D. E., Soda, M., and Mabuchi, K. (1994). Cancer incidence in atomic bomb survivors. Part III. Leukemia, lymphoma and multiple myeloma, 1950-1987. Radiat.Res. 137, S68-S97

23. Ichimaru, M., Tomonaga, M., Amenomori, T., and Matsuo, T. (1991). Atomic bomb and leukemia. J.Radiat.Res.Tokyo. 32 Suppl 2, 14-19

24. Ichimaru, M., Ichimaru, T., and Belski, J. L. (1978). Incidence of leukemia in atomic bomb survivors belonging to a fixed cohort in Hiroshima and Nagasaki, 1950-1971. J.Radiat.Res. 19, 262-282

25. Corso, A., Lazzarino, M., Morra, E., Merante, S., Astori, C., Bernasconi, P., Boni, M., and Bernasconi, C. (1995). Chronic myelogenous leukemia and exposure to ionizing radiation - a retrospective study of 443 patients. Ann.Hematol. 70, 79-82

26. Brandt, L. (1985). Environmental factors and leukaemia. Med.Oncol.Tumor.Pharmacother. 2, 7-10

27. Bernard, J. (1989). The epidemiology of leukemias (past, present, future). Nouv. Rev. Fr. Hematol. 31, 103-109

28. Deininger, M. W. N., Bose, S., Gora-Tybor, J., Yan, X. H., Goldman, J. M., and Melo, J. V. (1998). Selective induction of leukemia-associated fusion genes by high-dose ionizing radiation. Cancer Res. 58, 421-425

29. Cronkite, E. P. (1987). Chronic leukemogenesis: benzene as a model. Semin.Hematol. 24, 2-11

30. Hehlmann, R., Heimpel, H., Hasford, J., Kolb, H. J., Pralle, H., Hossfeld, D. K., Queisser, W., Löffler, H., Hochhaus, A., Heinze, B., Georgii, A., Bartram, C. R., Griesshammer, M., Bergmann, L., Essers, U., Falge, C., Queisser, U., Meyer, P., Schmitz, N., Eimermacher, H., Walther, F., Fett, W., Kleeberg, U. R., Käbisch, A., Nerl, C., Zimmermann, R., Meuret, G., Tichelli, A., Kanz, L., Tigges, F. J., Schmid, L., Brockhaus, W., Tobler, A., Reiter, A., Perker, M., Emmerich, B., Verpoort, K., Zankovich, R., Wussow, P. V., Prümmer, O., Thiele, J., Buhr, T., Carbonell, F., Ansari, H., and the German CML Study Group (1994). Randomized comparison of interferon-alpha with busulfan and hydroxyurea in chronic myelogenous leukemia. The German CML Study Group. Blood 84, 4064-4077

31. Hehlmann, R., Heimpel, H., Hasford, J., Kolb, H. J., Pralle, H., Hossfeld, D. K., Queisser, W., Löffler, H., Heinze, B., Georgii, A., v.Wussow, P., Bartram, C., Griesshammer, M., Bergmann, L., Essers, U., Falge, C., Hochhaus, A., Queisser, U., Sick, C., Meyer, P., Schmitz, N., Verpoort, K., Eimermacher, H., Walther, F., Westerhausen, M., Kleeberg, U. R., Heilein, A., Käbisch, A., Barz, C., Zimmermann, R., Meuret, G., Tichelli, A., Berdel, W. E., Kanz, L., Anger, B., Tigges, F. J., Schmid, L., Brockhaus, W., Zankovich, R., Schäfer, U., Weissenfels, I., Mainzer, K., Tobler, A., Perker, M., Hohnloser, J., Messerer, D., Thiele, J., Buhr, T., Ansari, H., and the German CML Study Group (1993). Randomized comparison of busulfan and hydroxyurea in chronic myelogenous leukemia: prolongation of survival by hydroxyurea. The German CML Study Group. Blood 82, 398-407

32. Kantarjian, H. M., Dixon, D., Keating, M. J., Talpaz, M., Walters, R. S., McCredie, K. B., and Freireich, E. J. (1988). Characteristics of accelerated disease in chronic myelogenous leukemia. Cancer 61, 1441-1446

33. Kantarjian, H. M., Keating, M. J., Estey, E. H., O'Brien, S., Pierce, S., Beran, M., Koller, C., Feldman, E., and Talpaz, M. (1992). Treatment of advanced stages of Philadelphia chromosome-positive chronic myelogenous leukemia with interferon-alpha and low-dose cytarabine. J.Clin.Oncol. 10, 772-778

34. Hild, F. and Fonatsch, C. (1990). Cytogenetic peculiarities in chronic myelogenous leukemia. Cancer Genet.Cytogenet. 47, 197-217

35. Cervantes, F., Lopez-Guillermo, A., Bosch, F., Terol, M. J., Rozman, C., and Montserrat, E. (1996). An assessment of the clinicohematological criteria for the accele-

36. Kantarjian, H. M., Talpaz, M., Kontoyiannis, D., Gutterman, J., Keating, M. J., Estey, E. H., O'Brien, S., Rios, M. B., Beran, M., and Deisseroth, A. (1992). Treatment of chronic myelogenous leukemia in accelerated and blastic phases with daunorubicin, high-dose cytarabine, and granulocyte-macrophage colony-stimulating factor. J.Clin.Oncol. 10, 398-405

37. Derderian, P. M., Kantarjian, H. M., Talpaz, M., O'Brien, S., Cork, A., Estey, E., Pierce, S., and Keating, M. (1993). Chronic myelogenous leukemia in the lymphoid blastic phase: characteristics, treatment response, and prognosis. Am.J.Med. 94, 69-74

38. Sacchi, S., Kantarjian, H. M., O'Brien, S., Cortes, J., Rios, M. B., Giles, F. J., Beran, M., Koller, C. A., Keating, M. J., and Talpaz, M. (1999). Chronic myelogenous leukemia in nonlymphoid blastic phase - Analysis of the results of first salvage therapy with three different treatment approaches for 162 patients. Cancer 86, 2632-2641

39. Griffin, J. D., Todd, R. F., Ritz, J., Nadler, L. M., Canellos, G. P., Rosenthal, D., Gallivan, M., Beveridge, R. P., Weinstein, H., Karp, D., and Schlossman, S. F. (1983). Differentiation patterns in the blastic phase of chronic myeloid leukemia. Blood 61, 85-91

40. Verschraegen, C. F., Talpaz, M., Hirsch Ginsberg, C. F., Pherwani, R., Rios, M. B., Stass, S. A., and Kantarjian, H. M. (1995). Quantification of the breakpoint cluster region rearrangement for clinical monitoring in Philadelphia chromosome-positive chronic myeloid leukemia. Blood 85, 2705-2710

41. Reiter, A., Skladny, H., Hochhaus, A., Seifarth, W., Heimpel, H., Bartram, C. R., Cross, N. C. P., and Hehlmann, R. (1997). Molecular response of CML patients treated with interferon-α monitored by quantitative Southern blot analysis. Br.J.Haematol. 97, 86-93

42. Cross, N. C. P., Feng, L., Chase, A., Bungey, J., Hughes, T. P., and Goldman, J. M. (1993). Competitive polymerase chain reaction to estimate the number of BCR-ABL transcripts in chronic myeloid leukemia patients after bone marrow transplantation. Blood 82, 1929-1936

43. Guo, J. Q., Wang, J. Y., and Arlinghaus, R. B. (1991). Detection of BCR-ABL proteins in blood cells of benign phase chronic myelogenous leukemia patients. Cancer Res. 51, 3048-3051

44. Guo, J. Q., Lian, J. Y., Xian, Y. M., Lee, M. S., Deisseroth, A. B., Stass, S. A., Champlin, R. E., Talpaz, M., Wang, J. Y., and Arlinghaus, R. B. (1994). BCR-ABL protein expression in peripheral blood cells of chronic myelogenous leukemia patients undergoing therapy. Blood 83, 3629-3637

45. Bentz, M., Cabot, G., Moos, M., Speicher, M. R., Ganser, A., Lichter, P., and Döhner, H. (1994). Detection of chimeric BCR-ABL genes on bone marrow samples and blood smears in chronic myeloid and acute lymphoblastic leukemia by in situ hybridization. Blood 83, 1922-1928

46. Georgii, A., Vykoupil, K. F., Buhr, T., Choritz, H., Dohler, U., Kaloutsi, V., and Werner, M. (1990). Chronic myeloproliferative disorders in bone marrow biopsies. Pathol.Res.Pract. 186, 3-27

Zytogenetik, Molekularbiologie

2. Zytogenetik, Molekularbiologie

2.1. Zytogenetik

Das charakteristische zytogenetische Phänomen der leukämischen Zellen ist das Philadelphia-(Ph)-Chromosom, ein verkürztes Chromosom 22, welches aus der erworbenen reziproken Translokation der distalen Bereiche der langen Arme der Chromosomen 9 und 22, t(9;22)(q34;q11) resultiert (☞ Abb. 2.1, 2.2 (1;2)).

Die genomischen Bruchpunkte bei der CML wurden den Unterbanden 9q34.1 und 22q11.21 zugeordnet (3).

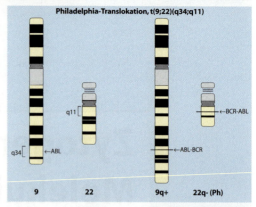

Abb. 2.1: Philadelphia-Translokation. Nach Brüchen im Bereich der langen Arme der Chromosomen 9 (Bande q34) und 22 (Bande q11) erfolgt eine reziproke Translokation der telomeren Fragmente. Es entstehen das verlängerte Chromosom 9q+ und das verkürzte Chromosom 22q-, welches das eigentliche Philadelphia-Chromosom (Ph) darstellt.

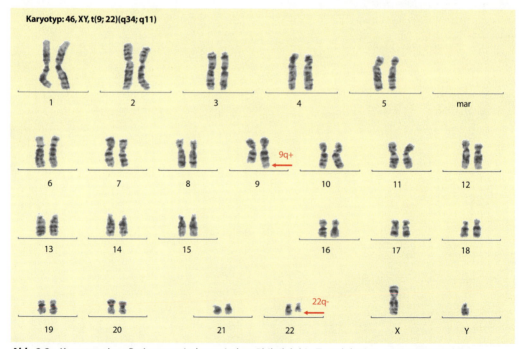

Abb. 2.2: Karyotyp eines Patienten mit der typischen Philadelphia-Translokation, 46,XY,t(9;22)(q34;q11) (Frau Dr. Claudia Schoch, München).

Die typische Ph-Translokation oder seltene komplexe Translokationen, die meist drei oder mehr Chromosomen betreffen und immer die Chromosomen 9 und 22 einschließen, werden bei etwa 90 % aller als CML diagnostizierten Patienten gefunden. Bei den verbleibenden 10 % der Patienten kann durch konventionelle Zytogenetik kein Ph-Chromosom nachgewiesen werden. Bei etwa einem Drittel der Fälle dieser Gruppe ist es möglich, mittels molekularbiologischer Methoden (Fluoreszenz-*in-situ*-Hybridisierung, FISH; Southern Blot; Western Blot; Polymerase-Kettenreaktion, PCR) die BCR-ABL-Translokation zu erkennen. Etwa 7 % der klinisch als CML diagnostizierten Patienten sind Ph- und BCR-ABL-negativ (4).

Der konstitutionelle Karyotyp von CML-Patienten in Hautfibroblasten ist normal, die Philadelphia-Translokation ist auf das hämatopoetische Gewebe beschränkt (5).

2.2. Molekularbiologie

Auf molekularer Ebene liegen die Bruchpunkte auf Chromosom 9 im Bereich des ABL-Protoonkogens, auf Chromosom 22 im Bereich des BCR-Gens. Die Zusammenlagerung von Teilen der Gene BCR und ABL führt auf Chromosom 22 zur Bildung eines chimären BCR-ABL-Gens, das in eine 8,5 kb Fusions-mRNA transkribiert und in ein Fusionsprotein mit erhöhter Tyrosinkinaseaktivität translatiert wird (☞ Abb. 2.3 (6-8)).

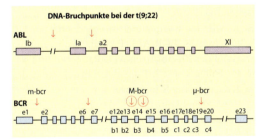

Abb. 2.3: Genomische Organisation der Gene BCR und ABL. Der Bruchpunkt liegt im ABL-Gen in einer etwa 250 kb großen Region zwischen den Exons Ib, Ia und a2. Im BCR-Gen liegen die häufigsten Bruchpunkte bei der CML in der 'Major breakpoint cluster region' (M-bcr), sehr selten innerhalb der 5' gelegenen 'minor breakpoint cluster region' (m-bcr) oder der 3' gelegenen mikro-bcr (μ-bcr)-Region. Bei der Ph-positiven akuten lymphatischen Leukämie (ALL) treten die Bruchpunkte sowohl in m-bcr als auch in M-bcr auf.

Die physiologischen Funktionen der beteiligten Gene BCR und ABL sowie die Pathophysiologie des chimären BCR-ABL-Proteins sind außerordentlich komplex. Zum weiterführenden Studium der molekularen Zusammenhänge werden Reviewarbeiten empfohlen (8-12).

Das Protoonkogen c-ABL weist Homologien mit dem v-ABL-Onkogen auf, welches für die transformierende Aktivität des Abelson-Mäuse-Leukämievirus (A-MLV) verantwortlich ist. Abelson und Rabstein identifizierten eine variante Form des Moloney-Mäuse-Leukämievirus (M-MLV), die Lymphosarkome in jungen Mäusen induzierte (13) und später Abelson-Virus genannt wurde (14).

Das humane ABL-Gen ist auf dem langen Arm von Chromosom 9 lokalisiert (15), überspannt etwa 225 kb und wird entweder als 6 kb oder als 7 kb mRNA-Transkript mit alternativ gespleißtem erstem Exon (1b oder 1a) und den Exons 2-11 exprimiert (16-18). Genomisch liegt Exon 1b etwa 200 kb 5' von Exon 1a (19). Exon 1a ist etwa 12 kb 5' des Exons 2 (20) lokalisiert. Das $p145^{ABL}$-Protein wird ubiquitär exprimiert, ist als Wildtyp nur im Zellkern lokalisiert und stellt eine Nichtrezeptor-Tyrosinkinase dar (21).

Das ABL-Protein enthält entsprechend der alternativen Exons 1a oder 1b zwei verschiedene aminoterminale Domänen, drei SRC-homologe regulatorische Regionen (SH1, SH2 und SH3) und eine karboxyterminale funktionelle GTPase (22). Die SH1-Domäne stellt die Tyrosinkinase dar, während SH2 und SH3 die Interaktion mit anderen Proteinen erlauben. Die Funktion der normalen ABL-Tyrosinkinase ist noch nicht vollständig aufgeklärt. ABL ist an der Regulation des Zellzyklus (23), an der zellulären Antwort auf radioaktive Strahlung (24) und an der Informationsweitergabe über die zelluläre Umgebung über Integrin-Signale beteiligt. ABL-defiziente Mäuse entwickelten sich während der Fötalperiode normal, starben aber ein bis zwei Wochen nach der Geburt mit Thymus- und Milzatrophie und einer T- und B-Lymphopenie (25;26). Die nukleäre Tyrosinkinaseaktivität wird zellzyklusabhängig durch eine spezifische Interaktion mit dem Retinoblastom-Protein (Rb) und p53 reguliert (27;28).

Das normale BCR-Gen ist auf dem Chromosom 22 lokalisiert (29). Das Gen besteht aus 23 normalen

Exons und zwei alternativen Exons 1 und 2 (30). Es überspannt mehr als 135 kb (20) und wird als 4,5-kb- und 6,7-kb-mRNA exprimiert (29;31), welche für das gleiche zytoplasmatische 160-kD-Protein kodieren (32). Die Rolle des normalen BCR-Proteins ist noch nicht klar definiert. Sequenzen des ersten Exons von BCR sind verantwortlich für die $p160^{BCR}$-Serin-Threonin-Kinase-Aktivität (33). Im mittleren Bereich enthalten die Exons 3 bis 10 zum Protoonkogen dbl homologe Sequenzen. Karboxyterminal enthält BCR eine GAP (für GTPase-aktivierendes Protein)-Region. BCR kann an verschiedenen Tyrosinresten phosphoryliert werden (34), insbesondere an Y177, welches GRB-2 bindet, ein bedeutendes Adaptermolekül des RAS-Aktivierungsweges (35).

BCR-Knockout-Mäuse sind voll lebensfähig; die einzige deutlich erkennbare Veränderung im Phänotyp dieser Mäuse ist ein starker Anstieg von reaktivem Sauerstoff in durch Infektion aktivierten Neutrophilen (36).

Die Ursache und der Mechanismus der reziproken Translokation zwischen ABL und BCR und der Bildung des Ph-Chromosoms sind unbekannt. Fast das komplette ABL-Gen wird nach Chromosom 22 transloziert (15). Der Bruchpunkt auf ABL kann in einem mehr als 300 kb großen Segment am 5' Ende des Gens erfolgen, meist im 175 kb großen ersten Intron (37), entweder 5' des ersten alternativen Exons 1b, zwischen Exons 1b und 1a, oder 3' von Exon 1a (38). Bei der überwiegenden Mehrheit der CML-Patienten und bei etwa einem Drittel der Ph-positiven akuten lymphatischen Leukämien (ALL) liegt der Bruchpunkt im BCR-Gen innerhalb einer 5,8 kb großen Region, der 'major breakpoint cluster region', M-bcr (6), die fünf Exons enthält, welche ursprünglich als b1 bis b5 bezeichnet wurden. Erst später wurde bekannt, dass es sich um die Exons e12 bis e16 des BCR-Gens handelt (20). Durch die reziproke Translokation resultiert die unmittelbare Nachbarschaft des größten Teils von ABL mit 5' Sequenzen von BCR auf Chromosom 22 (☞ Abb. 2.4). Die Funktion des BCR-Promotors bleibt intakt und erlaubt die Transkription des chimären Gens (39). Transkribiert wird in BCR-ABL immer mindestens das erste Exon des BCR-Gens, welches für die Kinaseaktivität des Fusionsproteins bedeutsam ist (40).

Das BCR-ABL-Fusionsgen wird in eine neue 8-kb-mRNA transkribiert (41;42), die in ein Protein mit einem Molekulargewicht von 210 kDa ($p210^{BCR-ABL}$) translatiert wird (7). $p210^{BCR-ABL}$ ist im Gegensatz zu $p145^{ABL}$ überwiegend zytoplasmatisch lokalisiert und hat eine erhöhte Tyrosinkinaseaktivität (43), die unmittelbar mit der pathogenetischen Rolle von $p210^{BCR-ABL}$ in Verbindung steht (7).

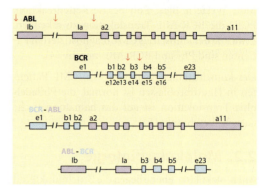

Abb. 2.4: Typische Bruchpunkte der Gene ABL und BCR bei der Philadelphia-Translokation und genomische Organisation der Fusionsgene BCR-ABL auf Chromosom 22 und ABL-BCR auf Chromosom 9, hier am Beispiel von b2a2-BCR-ABL und Iab3-ABL-BCR.

Frühere Beobachtungen, dass die Lage des Bruchpunktes in der M-bcr prognostische Relevanz hat (Review (44), (45)), konnten anhand größerer Fallzahlen nicht bestätigt werden (46). Je nach Einbeziehung des Exons b3 werden b2a2- oder b3a2-BCR-ABL-Transkripte exprimiert, die für ein 210 kDa schweres BCR-ABL-Protein kodieren. Bei etwa 2/3 der Ph-positiven ALL-Patienten und seltenen Fällen von CML liegt der Bruchpunkt des BCR-Gens weiter 5' in dem langen Intron (54,4 kb) (20) zwischen Exons 1 und 2, der sogenannten 'minor breakpoint cluster region', m-bcr. In diesem Falle wird das BCR-Exon e1 an das ABL-Exon a2 gefügt und das hybride BCR-ABL-Transkript mit der e1a2-Fusion wird in ein kleineres p190-kDa-BCR-ABL-Fusionsprotein ($p190^{BCR-ABL}$) translatiert (47). In seltenen Fällen wurden variante Bruchpunkte sowohl in BCR als auch in ABL beobachtet, zum Beispiel ein Bruch im BCR-Intron e19 (μ-bcr) bei der e19a2-Fusion, die zu einem $p230^{BCR-ABL}$-Produkt führt (48-50), weiterhin e6a2- (51), b2a3- oder b3a3-Fusionsgene (52;53).

Die Art des BCR-ABL-Fusionsproteins ist mit dem Phänotyp der CML assoziiert. Während die typische CML bei Vorliegen des p210$^{BCR-ABL}$ beobachtet wird, ist die seltene p190$^{BCR-ABL}$ CML durch Monozytose und fehlende Basophilie charakterisiert während die p230$^{BCR-ABL}$ CML deutlich besser ausreift, mit einer Thrombozytose assoziiert ist und auch als chronische Neutrophilenleukämie (CNL) bezeichnet wird (☞ Abb. 2.5).

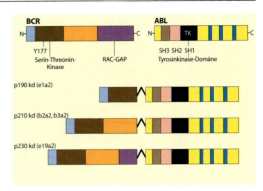

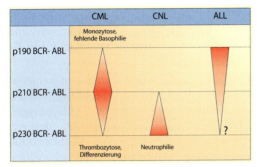

Abb. 2.5: BCR-ABL - assoziierte Erkrankungen: Phänotyp vs. Genotyp.

Abb. 2.6: Schematische Darstellung des normalen p145^{ABL}, des normalen p160^{BCR} und der BCR-ABL-Fusionsproteine. Die drei verschiedenen Formen der Fusionsproteine resultieren aus verschiedenen BCR-Anteilen bei konstantem ABL-Anteil. Die Pfeile im BCR-Teil zeigen die Fusionsstellen der Proteine bei Bruchpunkten in m-bcr (p190$^{BCR-ABL}$), M-bcr (p210$^{BCR-ABL}$) und μ-bcr (p230$^{BCR-ABL}$) an. Einige besondere Regionen der Proteine sind markiert: Im ABL-Protein sind die src-homologen Regionen SH3 und SH2 und die Kinase-Domäne SH1 markiert. Im BCR-Protein finden sich die Phospho-Serin/Threonin-(P-S/T)reiche SH2-bindende Domäne mit dem konservierten Tyrosinrest Y177 und die dbl- und GAP^{rac} Domänen (nach (58)).

Die Varianten von ABL p210$^{BCR-ABL}$, p190$^{BCR-ABL}$, p230$^{BCR-ABL}$ und v-abl sind *in vivo* onkogen (54), transformieren Zellen *in vitro* und erzeugen Unabhängigkeit von Wachstumsfaktoren in ursprünglich abhängigen Zellinien (55;56). BCR-ABL enthält verschiedene für die Transformation wesentliche Domänen, über die der Kontakt zu anderen Proteinen hergestellt wird. Der konservierte Tyrosinrest (Y177) im BCR-Teil des Fusionsproteins reagiert mit SH2-Domänen (57) (☞ Abb. 2.6 (22)).

Zusätzlich zum Ph-Chromosom und dem BCR-ABL-Fusionsgen entsteht durch die t(9;22)-Translokation ein reziprokes ABL-BCR-Hybridgen auf dem veränderten 9q$^+$ Chromosom (38). Die ABL-BCR-Transkripte enthalten eine Fusion zwischen einem der ersten alternativen ABL-Exons, meist Exon Ib, und BCR-Exons b3 oder b4 (38). Ein ABL-BCR-Protein wurde bisher in Zellen von CML-Patienten nicht nachgewiesen, obwohl alle Kombinationen der klassischen ABL-BCR-Transkripte im Leseraster liegen und ein funktionelles ABL-BCR-Protein translatiert werden könnte. Weil ABL-BCR-mRNA nur bei etwa 60-70 % der Fälle exprimiert wird, ist es unwahrscheinlich, dass dieses Gen eine primäre Rolle in der Pathogenese der CML spielt (38).

Die deutliche Konkordanz der klinischen Entität CML und dem Nachweis der aktivierten Tyrosinkinase lässt vermuten, dass die BCR-ABL-Translokation das ursächliche Ereignis in der Entstehung der CML ist. P210$^{BCR-ABL}$ transformiert Fibroblasten und hämatopoetische Zellinien *in vitro*, gemessen durch gesteigertes Wachstum in semisolidem Medium oder der Fähigkeit zur zytokinunabhängigen Proliferation (59-61). Experimente mit BCR-ABL-transfizierten murinen Knochenmarkzellen, die in bestrahlte Mäuse transplantiert wurden und CML-ähnliche Erkrankungen oder andere hämatopoetische Neoplasien hervorriefen, zeigten *in vivo*, dass p210$^{BCR-ABL}$ eine zentrale Rolle bei der Entwicklung der chronischen Phase der CML spielt (62). Ähnliche Ergebnisse wurden mit p190$^{BCR-ABL}$-transgenen Mäusen erzielt, die akute Leukämien entwickelten (63). Die Tumorigenität von p210$^{BCR-ABL}$ ist *in vivo* auf hämatopoetisches Gewebe beschränkt (64).

t(9;22)	ist die erste zytogenetische Aberration bei CML im Verlauf der Erkrankung
Fibroblasten-Zelllinien	erreichen Wachstumsfaktor-Unabhängigkeit durch BCR-ABL-Transfektion
CML-ähnliche Erkrankungen	treten in transfizierten und transplantierten Mäusen auf
Blockierung von BCR-ABL	*in vitro* oder *in vivo* durch Antisense-Oligonukleotide, Ribozyme oder Tyrosinkinaseinhibitoren beseitigt den leukämischen Phänotyp
Induktion und Abschaltung einer Leukämie	durch das An- und Abschalten der BCR-ABL-Expression im ‚tet-off' System in transgenen Mäusen

Tab. 2.1: Belege für die ursächliche Beteiligung von BCR-ABL an der Pathogenese der CML sind vielfältig (Übersicht (12)).

Mehrere zum Teil redundante intrazelluläre Signalwege sind an der transformierenden Aktivität von BCR-ABL als Konsequenz der erhöhten Tyrosinkinaseaktivität beteiligt:

- Das BCR-ABL-Protein bildet Komplexe mit dem 'Growth-factor-receptor binding protein 2' (GRB-2) und dem Nukleotid-Austauschfaktor 'Son of sevenless' (SOS), über die das RAS-Systems aktiviert wird (35;57;65). GRB-2 ist ein Adaptor-Protein, welches die Tyrosinkinase mit dem RAS-System verbindet. Mutationsstudien zeigten, dass die Zerstörung des BCR-ABL-GRB-2-Komplexes die Transformationsfähigkeit von BCR-ABL in Fibroblasten herabsetzen kann (57)
- Das BCR-ABL-bindende 'CRK-like-Protein' (CRKL) aktiviert im phosphorylierten Status RAS und den PI3-Kinase-Signalweg (66;67)
- Ein RAS-unabhängiger Signalweg ist die BCR-ABL-induzierte Überexpression von c-myc und die dadurch bedingte Transformation von Fibroblasten (68-70)
- 'Signal-Transducer and activator of transcription' (STAT)-Proteine sind unabhängig von den genannten Wegen an der BCR-ABL-getriggerten Signalübertragung beteiligt (71). Aktivierte Zytokinrezeptoren regen Janus-Kinasen (JAKs) an, welche STAT-Proteine phosphorylieren (72). Im phosphorylierten Zustand migrieren STAT-Proteine vom Zytoplasma zum Kern und aktivieren dort die Transkription. BCR-ABL aktiviert JAK- und STAT-Proteine in Gewebekulturmodellen und in CML-Zelllinien (71;73) und wirkt damit wie ein Zytokinrezeptor

Weiterhin beeinflusst BCR-ABL Adhäsionsproteine wie Paxillin, und ist so für eine vermehrte Zellfreisetzung in die Peripherie verantwortlich

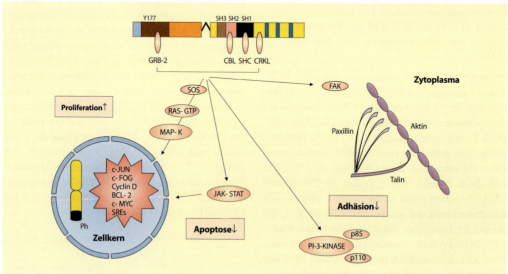

Abb. 2.7: Modell der BCR-ABL-Funktion (12;74). Durch BCR-ABL wird der physiologische Rezeptor-vermittelte Signalweg umgangen.

(75;76). Die BCR-ABL-Expression führt also zur Induktion von Signalkomplexen aus einer Vielzahl von Proteinen, welche die leukämische Transformation einleiten (77).

Die Folgen der deregulierten ABL-Kinase sind (9)

- Veränderte Adhäsionsfähigkeit zum Knochenmarkstroma
- Aktivierung der mitogenen Signale
- Hemmung der Apoptose und
- Deregulation hemmender Proteine

> Die CML ist das Resultat der malignen Transformation einer einzigen Stammzelle, welche sich in die lymphoide oder myeloische Richtung differenzieren kann.

Über den Stammzellcharakter der CML besteht Einigkeit (78;79), es gibt aber noch kontroverse Daten über die Beteiligung der einzelnen Zellreihen. Durch die Kombination der May-Grünwald-Giemsa-Färbung oder einer Immuntypisierung mit FISH (Fiction - 'Fluorescence-immunophenotyping and interphase cytogenetics as a tool for investigation of neoplasms', (80;81)) wurde nachgewiesen, dass alle Reifungsstadien der Granulopoese, einschließlich der basophilen und eosinophilen Reihe, die Erythropoese, Monozyten und Megakaryozyten BCR-ABL-positiv sind (82). Die Beteiligung der B-Lymphozyten wurde mit verschiedenen methodischen Ansätzen mehrfach belegt (83-87). Bei der Mehrheit von Patienten in chronischer Phase konnten BCR-ABL-positive lymphoide Kurzzeitkulturen etabliert werden (88). Von einigen Autoren wurde die Beteiligung von T-Zellen postuliert (85;89-92), von anderen aber nicht nachgewiesen (84;93-95). Seltene BCR-ABL-positive T-lymphoblatische Transformationen und die Etablierung einer T-Zell-CML-Linie belegen, dass T-Lymphozyten an der CML beteiligt sein können (96). Unter Verwendung der Fiction-Technik wurde gezeigt, dass zum Diagnosezeitpunkt etwa 30 % der B- und 30 % der T-Lymphozyten BCR-ABL-positiv sind (82). Ein klonales Vorstadium der CML wurde postuliert, nachdem bei Ph-positiven CML-Patienten durch Glucose-6-Phosphat-Dehydrogenase (G6PD)-Isoenzym-Studien die Klonalität Ph-negativer B-Lymphozyten nachgewiesen wurde (97;98). Nach dieser Beobachtung wäre die Ph-Translokation ein späteres Ereignis im Rahmen einer Mehrschrittpathogenese der Erkrankung.

Die zytogenetischen und molekularen Ursachen der blastären Transformation der CML wurden noch nicht vollständig aufgeklärt. Mit der Krankheitsprogression assoziiert sind bei 50-80 % der Patienten neue zytogenetische Aberrationen zusätzlich zur Philadelphia-Translokation. Für die Rolle der Aneuploidie bei der Krankheitsprogression gibt es zahlreiche Evidenzen (99). Beispiele sind Trisomien 8 und 19 oder ein zweites Ph-Chromosom. Weitere sekundäre Veränderungen, die mit der Blastenkrise assoziiert sind, sind Punktmutationen der Gene ras und p53 (100-105), Genamplifikationen, z.B. von c-myc (106), Rearrangierungen oder Deletionen, wie z.B. p16 bei lymphatischen Blastenkrisen (107), oder neu auftretende Translokationen, wie z.B. die t(3;21)(q26;q22) mit der Bildung des AML1-EVI1-Fusionsgenes (8;108) oder die t(17;18)(q10;q10) (109). Ein Isochromosom i(17q) mit Verlust eines p53-Allels ist fast ausschliesslich bei myeloischen Blastenkrisen zu finden (Review (110)). Die Expression von BCR-ABL-Transkripten ist in der Blastenkrise deutlich gesteigert (111;112) und kann zur Prädiktion der bevorstehenden Akzeleration verwendet werden (113)).

2.3. Literatur

1. Nowell, P. C. and Hungerford, D. A. (1960). A minute chromosome in human chronic granulocytic leukemia. Science 132, 1497-1501

2. Rowley, J. D. (1973). A new consistent chromosome abnormality in chronic myelogenous leukaemia detected by quinacrine fluorescence and Giemsa staining. Nature 243, 290-293

3. Prakash, O. and Yunis, J. J. (1984). High resolution chromosomes of the t(9;22) positive leukemias. Cancer Genet.Cytogenet. 11, 361-367

4. Bennett, J. M., Catovsky, D., Daniel, M. T., Flandrin, G., Galton, D. A., Gralnick, H., Sultan, C., and Cox, C. (1994). The chronic myeloid leukaemias: guidelines for distinguishing chronic granulocytic, atypical chronic myeloid, and chronic myelomonocytic leukaemia. Proposals by the French-American-British Cooperative Leukaemia Group. Br.J.Haematol. 87, 746-754

5. Hagemeijer, A. (1987). Chromosome abnormalities in CML. Baillieres Clin.Haematol. 1, 963-981

6. Groffen, J., Stephenson, J. R., Heisterkamp, N., de Klein, A., Bartram, C. R., and Grosveld, G. (1984). Phila-

delphia chromosomal breakpoints are clustered within a limited region, bcr, on chromosome 22. Cell 36, 93-99

7. Ben Neriah, Y., Daley, G. Q., Mes Masson, A. M., Witte, O. N., and Baltimore, D. (1986). The chronic myelogenous leukemia-specific P210 protein is the product of the bcr/abl hybrid gene. Science 233, 212-214

8. Melo, J. V. (1996). The molecular biology of chronic myeloid leukaemia. Leukemia 10, 751-756

9. Deininger, M. W. G., Goldman, J. M., and Melo, J. V. (2000). The molecular biology of chronic myeloid leukemia. Blood 96, 3343-3356.

10. Faderl, S., Talpaz, M., Estrov, Z., and Kantarjian, H. M. (1999). Chronic myelogenous leukemia. Biology and therapy. Ann.Intern.Med. 131, 207-219

11. Thijsen, S. F. T., Schuurhuis, G. J., van Oostveen, J. W., and Ossenkoppele, G. J. (1999). Chronic myeloid leukemia from basics to bedside. Leukemia 13, 1646-1674

12. Faderl, S., Talpaz, M., Estrov, Z., O'Brien, S., Kurzrock, R., and Kantarjian, H. M. (1999). The biology of chronic myeloid leukemia. N.Engl.J.Med. 341, 164-172

13. Abelson, H. T. and Rabstein, L. S. (1970). Lymphosarcoma: virus induced thymic-independent disease in mice. Cancer Res. 30, 2213-2222

14. Siegler, R. and Zajdel, S. (1972). Pathogenesis of Abelson-virus-induced murine leukemia. J.Natl.Cancer Inst. 48, 189-218

15. de Klein, A., van Kessel, A. G., Grosveld, G., Bartram, C. R., Hagemeijer, A., Bootsma, D., Spurr, N. K., Heisterkamp, N., Groffen, J., and Stephenson, J. R. (1982). A cellular oncogene is translocated to the Philadelphia chromosome in chronic myelocytic leukaemia. Nature 300, 765-767

16. Westin, E. H., Wong-Staal, F., Gelmann, E. P., Dalla-Favera, R., Papas, T. S., Lautenberger, J. A., Eva, A., Reddy, E. P., Tronick, S. R., Aaronson, S. A., and Gallo, R. C. (1982). Expression of cellular homologue of retroviral oncogenes in human hematopoietic cells. Proc. Natl. Acad.Sci.U.S.A. 79, 2490-2494

17. Shtivelman, E., Lifshitz, B., Gale, R. P., Roe, B. A., and Canaani, E. (1986). Alternative splicing of RNAs transcribed from the human abl gene and from the bcr-abl fused gene. Cell 47, 277-284

18. Ben Neriah, Y., Bernards, A., Paskind, M., Daley, G. Q., and Baltimore, D. (1986). Alternative 5' exons in c-abl mRNA. Cell 44, 577-586

19. Bernards, A., Rubin, C. M., Westbrook, C. A., Paskind, M., and Baltimore, D. (1987). The first intron in the human c-abl gene is at least 200 kilobases long and is a target for translocations in chronic myelogenous leukemia. Mol.Cell Biol. 7, 3231-3236

20. Chissoe, S. L., Bodenteich, A., Wang, Y. F., Wang, Y. P., Burian, D., Clifton, S. W., Crabtree, J., Freeman, A., Iyer, K., Jian, L., Ma, Y., McLaury, H. J., Pan, H. Q., Sarhan, O. H., Toth, S., Wang, Z., Zhang, G., Heisterkamp, N., Groffen, J., and Roe, B. A. (1995). Sequence and analysis of the human ABL gene, the BCR gene, and regions involved in the Philadelphia chromosomal translocation. Genomics 27, 67-82

21. McWhirter, J. R. and Wang, J. Y. (1991). Activation of tyrosinase kinase and microfilament-binding functions of c-abl by bcr sequences in bcr/abl fusion proteins. Mol.Cell Biol. 11, 1553-1565

22. Kipreos, E. T. and Wang, J. Y. (1992). Cell cycle-regulated binding of c-Abl tyrosine kinase to DNA. Science 256, 382-385

23. Sawyers, C. L., McLaughlin, J., Goga, A., Havlik, M., and Witte, O. (1994). The nuclear tyrosine kinase c-Abl negatively regulates cell growth. Cell 77, 121-131

24. Yuan, Z. M., Huang, Y., Whang, Y., Sawyers, C., Weichselbaum, R., Kharbanda, S., and Kufe, D. (1996). Role for c-Abl tyrosine kinase in growth arrest response to DNA damage. Nature 382, 272-274

25. Schwartzberg, P. L., Stall, A. M., Hardin, J. D., Bowdish, K. S., Humaran, T., Boast, S., Harbison, M. L., Robertson, E. J., and Goff, S. P. (1991). Mice homozygous for the ablm1 mutation show poor viability and depletion of selected B and T cell populations. Cell 65, 1165-1175

26. Tybulewicz, V. L., Crawford, C. E., Jackson, P. K., Bronson, R. T., and Mulligan, R. C. (1991). Neonatal lethality and lymphopenia in mice with a homozygous disruption of the c-abl proto-oncogene. Cell 65, 1153-1163

27. Welch, P. J. and Wang, J. Y. J. (1993). A C-terminal protein-binding domain in the retinoblastoma protein regulates nuclear c-Abl tyrosine kinase in the cell cycle. Cell 75, 779-790

28. Wen, S. T., Jackson, P. K., and van Etten, R. A. (1996). The cytostatic function of c-Abl is controlled by multiple nuclear localization signals and requires the p53 and Rb tumor suppressor gene products. EMBO J. 15, 1583-1595

29. Heisterkamp, N., Stam, K., Groffen, J., de Klein, A., and Grosveld, G. (1985). Structural organization of the bcr gene and its role in the Ph' translocation. Nature 315, 758-761

30. Romero, P., Beran, M., Shtalrid, M., Andersson, B., Talpaz, M., and Blick, M. (1989). Alternative 5' end of the bcr-abl transcript in chronic myelogenous leukemia. Oncogene 4, 93-98

31. Hariharan, I. K. and Adams, J. M. (1987). cDNA sequence for human bcr, the gene that translocates to the

abl oncogene in chronic myeloid leukaemia. EMBO J. 6, 115-119

32. Stam, K., Heisterkamp, N., Reynolds, F. H. J., and Groffen, J. (1987). Evidence that the phl gene encodes a 160,000-dalton phosphoprotein with associated kinase activity. Mol.Cell Biol. 7, 1955-1960

33. Maru, Y. and Witte, O. N. (1991). The BCR gene encodes a novel serine/threonine kinase activity within a single exon. Cell 67, 459-468

34. Lu, D., Liu, J., Campbell, M., Guo, J. Q., Heisterkamp, N., Groffen, J., Canaani, E., and Arlinghaus, R. (1993). Tyrosine phosphorylation of P160 BCR by P210 BCR-ABL. Blood 82, 1257-1263

35. Ma, G., Lu, D., Wu, Y., Liu, J., and Arlinghaus, R. B. (1997). Bcr phosphorylated on tyrosine 177 binds Grb2. Oncogene 14, 2367

36. Voncken, J. W., van Schaick, H., Kaartinen, V., Deemer, K., Coates, T., Landing, B., Pattengale, P., Dorseuil, O., Bokoch, G. M., Groffen, J., and Heisterkamp, N. (1995). Increased neutrophil respiratory burst in bcr-null mutants. Cell 80, 719-728

37. Jiang, X. Y., Trujillo, J. M., and Liang, J. C. (1990). Chromosomal breakpoints within the first intron of the ABL gene are nonrandom in patients with chronic myelogenous leukaemia. Blood 76, 597-601

38. Melo, J. V., Gordon, D. E., Cross, N. C. P., and Goldman, J. M. (1993). The ABL-BCR fusion gene is expressed in chronic myeloid leukaemia. Blood 81, 158-165

39. Shah, N. P., Witte, O. N., and Denny, C. T. (1991). Characterization of the BCR promoter in Philadelphia chromosome- positive and -negative cell lines. Mol.Cell Biol. 11, 1854-1860

40. Muller, A. J., Young, J. C., Pendergast, A. M., Pondel, M., Landau, N. R., Littman, D. R., and Witte, O. N. (1991). BCR first exon sequences specifically activate the BCR/ABL tyrosine kinase oncogene of Philadelphia chromosome-positive human leukemias. Mol.Cell Biol. 11, 1785-1792

41. Canaani, E., Gale, R. P., Steiner Saltz, D., Berrebi, A., Aghai, E., and Januszewicz, E. (1984). Altered transcription of an oncogene in chronic myeloid leukaemia. Lancet 1, 593-595

42. Shtivelman, E., Lifshitz, B., Gale, R. P., and Canaani, E. (1985). Fused transcript of abl and bcr genes in chronic myelogenous leukaemia. Nature 315, 550-554

43. Konopka, J. B., Watanabe, S. M., and Witte, O. N. (1984). An alteration of the human c-abl protein in K562 leukemia cells unmasks associated tyrosine kinase activity. Cell 37, 1035-1042

44. Mills, K. I. (1993). The relationship between the location of the breakpoint within the M-bcr and clinical parameters. Leuk.Lymphoma 11 Suppl 1, 73-79

45. Eisenberg, A., Silver, R., Soper, L., Arlin, Z., Coleman, M., Bernhardt, B., and Benn, P. (1988). The location of breakpoints within the breakpoint cluster region (bcr) of chromosome 22 in chronic myeloid leukemia. Leukemia 2, 642-647

46. Shepherd, P., Suffolk, R., Halsey, J., and Allan, N. (1995). Analysis of molecular breakpoint and m-RNA transcripts in a prospective randomized trial of interferon in chronic myeloid leukaemia: no correlation with clinical features, cytogenetic response, duration of chronic phase, or survival. Br.J.Haematol. 89, 546-554

47. Fainstein, E., Marcelle, C., Rosner, A., Canaani, E., Gale, R. P., Dreazen, O., Smith, S. D., and Croce, C. M. (1987). A new fused transcript in Philadelphia chromosome positive acute lymphocytic leukaemia. Nature 330, 386-388

48. Saglio, G., Guerrasio, A., Rosso, C., Zaccaria, A., Tassinari, A., Serra, A., Rege Cambrin, G., Mazza, U., and Gavosto, F. (1990). New type of Bcr/Abl junction in Philadelphia chromosome-positive chronic myelogenous leukemia. Blood 76, 1819-1824

49. Pane, F., Frigeri, F., Sindona, M., Luciano, L., Ferrara, F., Cimino, R., Meloni, G., Saglio, G., Salvatore, F., and Rotoli, B. (1996). Neutrophilic-chronic myelogenous leukemia (CML-N): a distinct disease with a specific marker (BCR-ABL with c3a2 junction). Blood 88, 2410-2414

50. Wada, H., Mizutani, S., Nishimura, J., Usuki, Y., Kohsaki, M., Komai, M., Kaneko, H., Sakamoto, S., Delia, D., Kanamaru, A., and Kakishita, E. (1995). Establishment and molecular characterization of a novel leukemia cell line with Philadelphia chromosome expressing p230 BCR/ABL fusion protein. Cancer Res. 55, 3192-3196

51. Hochhaus, A., Reiter, A., Skladny, H., Melo, J. V., Sick, C., Berger, U., Guo, J. Q., Arlinghaus, R. B., Hehlmann, R., Goldman, J. M., and Cross, N. C. P. (1996). A novel BCR-ABL fusion gene (e6a2) in a patient with Philadelphia chromosome negative chronic myelogenous leukemia. Blood 88, 2236-2240

52. Iwata, S., Mizutani, S., Nakazawa, S., and Yata, J. (1994). Heterogeneity of the breakpoint in the ABL gene in cases with BCR/ABL transcript lacking ABL exon a2. Leukemia 8, 1696-1702

53. van der Plas, D. C., Soekarman, D., van Gent, A. M., Grosveld, G., and Hagemeijer, A. (1991). bcr-abl mRNA lacking abl exon a2 detected by polymerase chain reaction in a chronic myelogeneous leukemia patient. Leukemia 5, 457-461

54. Voncken, J. W., Kaartinen, V., Pattengale, P. K., Germeraad, W. T. V., and Groffen, J. (1995). BCR/ABL P210 and P190 cause distinct leukemia in transgenetic mice. Blood 86, 4603-4611

55. Tauchi, T. and Broxmeyer, H. E. (1995). BCR/ABL signal transduction. Int.J.Hematol. 61, 105-112

56. Sawyers, C. L. (1992). The bcr-abl gene in chronic myelogenous leukaemia. Cancer Surv. 15, 37-51

57. Pendergast, A. M., Quilliam, L. A., Cripe, L. D., Bassing, C. H., Dai, Z., Li, N., Batzer, A., Rabun, K. M., Der, C. J., Schlessinger, J., and Gishizky, M. L. (1993). BCR-ABL-induced oncogenesis is mediated by direct interaction with the SH2 domain of the GRB-2 adaptor protein. Cell 75, 175-185

58. Melo, J. V. (1996). The diversity of BCR-ABL fusion proteins and their relationship to leukemia phenotype. Blood 88, 2375-2384

59. McLaughlin, J., Chianese, E., and Witte, O. N. (1987). In vitro transformation of immature hematopoietic cells by the P210 BCR/ABL oncogene product of the Philadelphia chromosome. Proc.Natl.Acad.Sci.U.S.A. 84, 6558-6562

60. Lugo, T. G. and Witte, O. N. (1989). The BCR-ABL oncogene transforms Rat-1 cells and cooperates with v-myc. Mol.Cell Biol. 9, 1263-1270

61. Daley, G. Q. and Baltimore, D. (1988). Transformation of an interleukin 3-dependent hematopoietic cell line by the chronic myelogenous leukemia-specific P210bcr/abl protein. Proc.Natl.Acad.Sci.U.S.A. 85, 9312-9316

62. Daley, G. Q., van Etten, R. A., and Baltimore, D. (1990). Induction of chronic myelogenous leukemia in mice by the P210bcr/abl gene of the Philadelphia chromosome. Science 247, 824-830

63. Heisterkamp, N., Jenster, G., ten Hoeve, J., Zovich, D., Pattengale, P. K., and Groffen, J. (1990). Acute leukaemia in bcr/abl transgenic mice. Nature 344, 251-253

64. Honda, H., Fujii, T., Takatoku, M., Mano, H., Witte, O. N., Yazaki, Y., and Hirai, H. (1995). Expression of p210bcr/abl by metallothionein promoter induced T-cell leukemia in transgenic mice. Blood 85, 2853-2861

65. Gishizky, M. L., Cortez, D., and Pendergast, A. M. (1995). Mutant forms of growth factor-binding protein-2 reverse BCR-ABL- induced transformation. Proc.Natl.Acad.Sci.U.S.A. 92, 10889-10893

66. Martelli, M. F. and Aversa, F. (1993). Is there any future for T-cell depleted bone marrow transplantation in chronic myeloid leukaemia? Leuk.Lymphoma 11 Suppl 1, 205-207

67. Feller, S. M., Knudsen, B., and Hanafusa, H. (1995). Cellular proteins binding to the first Src homology 3 (SH3) domain of the proto-oncogene product c-Crk indicate Crk-specific signaling pathways. Oncogene 10, 1465-1473

68. Sawyers, C. L. (1993). The role of myc in transformation by BCR-ABL. Leuk.Lymphoma 11 Suppl 1, 45-46

69. Sawyers, C. L., Callahan, W., and Witte, O. N. (1992). Dominant negative MYC blocks transformation by ABL oncogenes. Cell 70, 901-910

70. Afar, D. E., Goga, A., McLaughlin, J., Witte, O. N., and Sawyers, C. L. (1994). Differential complementation of Bcr-Abl point mutants with c-Myc. Science 264, 424-426

71. Shuai, K., Halpern, J., ten Hoeve, J., Rao, X., and Sawyers, C. L. (1996). Constitutive activation of STAT5 by the BCR-ABL oncogene in chronic myelogenous leukemia. Oncogene 13, 247-254

72. Ihle, J. N. (1996). STATs: signal transducers and activators of transcription. Cell 84, 331-334

73. Frank, D. A. and Varticovski, L. (1996). BCR/abl leads to the constitutive activation of Stat proteins, and shares an epitope with tyrosine phosphorylated Stats. Leukemia 10, 1724-1730

74. Sawyers, C. L. and Denny, C. T. (1994). Chronic myelomonocytic leukemia: Tel-a-kinase what ets all about. Cell 77, 171-173

75. Salgia, R., Li, J. L., Lo, S. H., Brunkhorst, B., Kansas, G. S., Sobhany, E. S., Sun, Y., Pisick, E., Hallek, M., Ernst, T., Tantravahi, R., Chen, L. B., and Griffin, J. D. (1995). Molecular cloning of human paxillin, a focal adhesion protein phosphorylated by p210$^{BCR/ABL}$. J.Biol.Chem. 270, 5039-5047

76. Salgia, R., Sattler, M., Pisick, E., Li, J. L., and Griffin, J. D. (1996). p210$^{BCR/ABL}$ induces formation of complexes containing focal adhesion proteins and the protooncogene product p120^{c-Cbl}. Exp.Hematol. 24, 310-313

77. Senechal, K. and Sawyers, C. L. (1996). Signal transduction-based strategies for the treatment of chronic myelogenous leukemia. Mol.Med.Today 2, 503-509

78. Fialkow, P. J., Jacobson, R. J., and Papayannopoulou, T. (1977). Chronic myelocytic leukemia: clonal origin in a stem cell common to the granulocyte, erythrocyte, platelet and monocyte/macrophage. Am.J.Med. 63, 125-130

79. Sandberg, A. A. (1980). Chromosomes and causation of human cancer and leukemia: XL. The Ph1 and other translocations in CML. Cancer 46, 2221-2226

80. Weber-Matthiesen, K., Winkemann, M., Müller-Hermelink, A., Schlegelberger, B., and Grote, W. (1992). Simultaneous fluorescence immunophenotyping and interphase cytogenetics: a contribution to characterization of tumor cells. J.Histochem.Cytochem. 40, 171-175

81. Weber-Matthiesen, K., Pressl, S., Schlegelberger, B., and Grote, W. (1993). Combined immunophenotyping and interphase cytogenetics on cryostat sections by the new FICTION method. Leukemia 7, 646-649

82. Haferlach, T., Winkemann, M., Nickenig, C., Meeder, M., Ramm-Petersen, L., Schoch, R., Nickelsen, M.,

Weber-Matthiesen, K., Schlegelberger, B., Schoch, C., Gassmann, W., and Löffler, H. (1997). Which compartments are involved in Philadelphia-chromosome positive chronic myeloid leukaemia? An answer at the single cell level by combining May-Grünwald-Giemsa staining and fluorescence *in situ* hybridization techniques. Br.J.Haematol. 97, 99-106

83. Martin, P. J., Najfeld, V., Hansen, J. A., Penfold, G. K., Jacobson, R. J., and Fialkow, P. J. (1980). Involvement of the B-lymphoid system in chronic myelogenous leukaemia. Nature 287, 49-50

84. Nitta, M., Kato, Y., Strife, A., Wachter, M., Fried, J., Perez, A., Jhanwar, S., Duigou Osterndorf, R., Chaganti, R. S., and Clarkson, B. (1985). Incidence of involvement of the B and T lymphocyte lineages in chronic myelogenous leukemia. Blood 66, 1053-1061

85. MacKinney, A. A. J., Clark, S. S., Borcherding, W., Fizzotti, M., and Hong, R. (1993). Simultaneous demonstration of the Philadelphia chromosome in T, B, and myeloid cells. Am.J.Hematol. 44, 48-52

86. Martin, P. J., Najfeld, V., and Fialkow, P. J. (1982). B-lymphoid cell involvement in chronic myelogenous leukemia: Implications for the pathogenesis of the disease. Cancer Genet.Cytogenet. 6, 359-368

87. Fiedler, W., Weh, H. J., Hegewisch Becker, S., and Hossfeld, D. K. (1993). GCSF gene is expressed but not rearranged in a patient with isochromosome 17q positive acute nonlymphocytic leukemia. Cancer Genet.Cytogenet. 68, 49-51

88. Spencer, A., Yan, X. H., Chase, A., Goldman, J. M., and Melo, J. V. (1996). BCR-ABL-positive lymphoblastoid cells display limited proliferative capacity under *in vitro* culture conditions. Br.J.Haematol. 94, 654-658

89. Allouche, M., Bourinbaiar, A., Georgoulias, V., Consolini, R., Salvatore, A., Auclair, H., and Jasmin, C. (1985). T cell lineage involvement in lymphoid blast crisis of chronic myeloid leukemia. Blood 66, 1155-1161

90. Jonas, D., Lubbert, M., Kawasaki, E. S., Henke, M., Bross, K. J., Mertelsmann, R., and Herrmann, F. (1992). Clonal analysis of bcr-abl rearrangement in T lymphocytes from patients with chronic myelogenous leukemia. Blood 79, 1017-1023

91. Kearney, L., Orchard, K. H., Hibbin, J., and Goldman, J. M. (1982). T-cell cytogenetics in chronic granulocytic leukaemia. Lancet 1, 858

92. Tefferi, A., Schad, C. R., Pruthi, R. K., Ahmann, G. J., Spurbeck, J. L., and Dewald, G. W. (1995). Fluorescent *in situ* hybridization studies of lymphocytes and neutrophils in chronic granulocytic leukemia. Cancer Genet.Cytogenet. 83, 61-64

93. Schmitz, N., Schlegelberger, B., Oberboster, K., Golchert, K., Suttorp, M., and Löffler, H. (1991). Lymphohaematopoietic chimaerism after bone marrow transplantation for chronic myeloid leukaemia: results of simultaneous cytogenetic analyses on T-cell colonies, myeloid, and erythroid progenitor cells. Br.J.Haematol. 78, 334-342

94. Bartram, C. R., Raghavachar, A., Anger, B., Stain, C., and Bettelheim, P. (1987). T lymphocytes lack rearrangement of the bcr gene in Philadelphia chromosome-positive chronic myelocytic leukemia. Blood 69, 1682-1685

95. Garicochea, B., Chase, A., Lazaridou, A., and Goldman, J. M. (1994). T lymphocytes in chronic myelogenous leukaemia (CML): no evidence of the BCR/ABL fusion gene detected by fluorescence in situ hybridization in 14 patients. Leukemia 8, 1197-1201

96. Kuriyama, K., Gale, R. P., Tomonaga, M., Ikeda, S., Yao, E., Klisak, I., Whelan, K., Yakir, H., Ichimaru, M., Sparkes, R. S., and Dreazen, O. (1989). CML-T1: a cell line derived from T-lymphocyte acute phase of chronic myelogenous leukemia. Blood 74, 1381-1387

97. Ferraris, A. M., Canepa, L., Melani, C., Miglino, M., Broccia, G., and Gaetani, G. F. (1989). Clonal B lymphocytes lack bcr rearrangement in Ph-positive chronic myelogenous leukaemia. Br.J.Haematol. 73, 48-50

98. Fialkow, P. J., Martin, P. J., Najfeld, V., Penfold, G. K., Jacobson, R. J., and Hansen, J. A. (1981). Evidence for a multistep pathogenesis of chronic myelogenous leukemia. Blood 58, 158-163

99. Duesberg, P., Rasnick, D., Li, R., Winters, L., Rausch, C., and Hehlmann, R. (1999). How aneuploidy may cause cancer and genetic instability. Anticancer Res. 19, 4887-4906.

100. Serra, A., Guerrasio, A., Gaidano, G., Rosso, C., Rege Cambrin, G., Petroni, D., Mazza, U., and Saglio, G. (1993). Molecular defects associated with the acute phase CML. Leuk.Lymphoma 11 Suppl 1, 25-28

101. Hernandez, A., Hernandez, P., Corral, L., Muniz, A., Alaez, C., Espinosa, E., Fernandez, O., and Martinez, G. (1993). p53 gene rearrangements in chronic myelocytic leukemia. Ann.Hematol. 66, 81-83

102. Ahuja, H., Bar-Eli, M., Arlin, Z., Advani, S., Allen, S. L., Goldman, J., Snyder, D., Foti, A., and Cline, M. (1991). The spectrum of molecular alterations in the evolution of chronic myelocytic leukemia. J.Clin.Invest. 87, 2042-2047

103. Mashal, R., Shtalrid, M., Talpaz, M., Kantarjian, H., Smith, L., Beran, M., Cork, A., Trujillo, J., Gutterman, J., and Deisseroth, A. (1990). Rearrangement and expression of p53 in the chronic phase and blast crisis of chronic myelogenous leukemia. Blood 75, 180-189

104. Aguiar, R. C., Dahia, P. L., Bendit, I., Beitler, B., Dorlhiac, P., Bydlowski, S., and Chamone, D. (1995).

Further evidence for the lack of correlation between the breakpoint site within M-BCR and CML prognosis and for the occasional involvement of p53 in transformation. Cancer Genet.Cytogenet. 84, 105-112

105. Marasca, R., Luppi, M., Barozzi, P., Ferrari, M. G., and Morselli, M. (1996). P53 gene mutations in chronic myelogenous leukemia medullary and extramedullary blast crisis. Leuk.Lymphoma 24, 175-182

106. Blick, M., Romero, P., Talpaz, M., Kurzrock, R., Shtalrid, M., Andersson, B., Trujillo, J., Beran, M., and Gutterman, J. (1987). Molecular characteristics of chronic myelogenous leukemia in blast crisis. Cancer Genet.Cytogenet. 27, 349-356

107. Sill, H., Goldman, J. M., and Cross, N. C. P. (1995). Homozygous deletions of the p16 tumor-suppressor gene are associated with lymphoid transformation of chronic myeloid leukemia. Blood 85, 2013-2016

108. Somasundaram, R., Advani, S. H., and Gangal, S. G. (1983). Concanavalin A induced suppressor cell activity and autorosette forming cells in chronic myeloid leukemia patients. Br.J. Cancer 48, 783-790

109. Ravandi, F., Hayes, K., Cortes, J., Albitar, M., Glassman, A., Talpaz, M., and Kantarjian, H. M. (2001). Translocation t(17;18)(q10;q10). A new nonrandom chromosomal translocation of clonal evolution in chronic myeloid leukemia. Cancer 91, 1704-1708.

110. Wetzler, M., Talpaz, M., Estrov, Z., and Kurzrock, R. (1993). CML: mechanisms of disease initiation and progression. Leuk.Lymphoma 11 Suppl 1, 47-50

111. Collins, S. J., Kubonishi, I., Miyoshi, I., and Groudine, M. T. (1984). Altered transcription of the c-abl oncogene in K-562 and other chronic myelogenous leukemia cells. Science 225, 72-74

112. Romero, P., Blick, M., Talpaz, M., Murphy, E., Hester, J., and Gutterman, J. (1986). C-sis and C-abl expression in chronic myelogenous leukemia and other hematologic malignancies. Blood 67, 839-841

113. Gaiger, A., Henn, T., Horth, E., Geissler, K., Mitterbauer, G., Maier Dobersberger, T., Greinix, H., Mannhalter, C., Haas, O. A., Lechner, K., and Lion, T. (1995). Increase of bcr-abl chimeric mRNA expression in tumor cells of patients with chronic myeloid leukemia precedes disease progression. Blood 86, 2371-2378

Zellbiologie und Stammzellkinetik

3. Zellbiologie und Stammzellkinetik

3.1. Einleitung

> Die chronische myeloische Leukämie (CML) ist auf molekularer Ebene durch das BCR-ABL-Fusionsgen definiert. Dieses kodiert für das Protein p210$^{BCR\text{-}ABL}$ oder eine seiner Varianten, die alle eine konstitutive Tyrosinkinaseaktivität besitzen und auf verschiedene regulatorische Kaskaden der Signaltransduktion einwirken.

Wie im Kap. 2. dargelegt, stehen diese Wirkungen der BCR-ABL-Fusion nach den heute allgemein akzeptierten Vorstellungen im Zentrum der molekularen Pathogenese der CML.

Die BCR-ABL-Fusion hat nur dann eine CML zur Folge, wenn sie in einer hämatopoetischen Zelle einer bestimmten Differenzierungsstufe auftritt. Dabei scheint es sich um eine pluripotente Stammzelle auf einer sehr frühen Stufe der Hämatopoese zu handeln. Dies zeigt sich daran, dass aus dieser Zelle myeloische, erythrozytäre, megakaryozytäre und lymphatische Vorläuferzellen entstehen und CML-Blastenkrisen gelegentlich sogar durch die unkontrollierte Vermehrung lymphatischer Vorstufen verursacht werden.

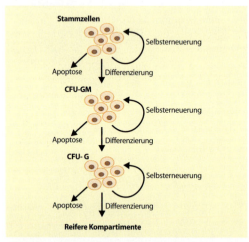

Abb. 3.1: Vereinfachtes Schema der normalen Hämatopoese am Beispiel der Granulopoese: Zwischen Selbsterneuerung, Differenzierung und Apoptose besteht ein physiologisches Fließgleichgewicht.

In der chronischen Phase behalten die Vorstufen der myeloischen Reihe die Fähigkeit zur Differenzierung, allerdings in unterschiedlichem Ausmaß bei: Es überwiegen Granulozyten und deren Vorstufen, deren Vermehrung bzw. pathologische Ausschwemmung ins periphere Blut das hämatologische Charakteristikum der CML darstellt. Des weiteren findet sich oft eine Vermehrung der Thrombozyten im peripheren Blut, während die Erythrozyten meist nicht vermehrt sind, obwohl der CML-Klon im Knochenmark erythroide Progenitoren ausbildet (1).

> Charakteristisch für die CML ist also, dass der maligne Klon nicht auf einer bestimmten Differenzierungsstufe arretiert ist, sondern offenbar einen sich regenerierenden Pool BCR-ABL-positiver pluripotenter Stammzellen unterhält, aus dem differenzierte Zellen entstehen.

Die CML-Zellen unterscheiden sich somit nur wenig von Zellen der normalen Hämatopoese. Dennoch gibt es charakteristische Besonderheiten des BCR-ABL-positiven Klons (1):

- Numerisch sind die Zellen der myeloischen Reihe stark vermehrt
- Progenitoren aller Stufen der Ausreifung werden in das periphere Blut ausgeschwemmt, sodass eine "pathologische Linksverschiebung" entsteht. Darüber hinaus können sich Zellen des BCR-ABL-positiven Klons extramedullär absiedeln und expandieren, z.B. in der Milz
- Die Mengenverhältnisse der verschiedenen Zellreihen zueinander sind zugunsten der granulopoetischen und thrombopoetischen Reihen verschoben
- Es zeigen sich diskrete morphologische Veränderungen und Reifungsstörungen, z.B. eine Kern-Zytoplasma-Reifungs-Asynchronie, eine verlängerte Überlebenszeit reifer Granulozyten, eine Hyposegmentation und Hypogranulation der Neutrophilen, bilobulierte Granulozyten mit gemischt basophil/eosinophilen Granula, ferner funktionelle Störungen der Granulozyten, z.B. reduzierte Motilität, Chemotaxis, Phagozytose, sowie biochemische Veränderungen, z.B. eine erniedrigte Aktivität der alkalischen Leukozyten-Phosphatase und ein subnormaler Lactoferrin- und Lysozym-Gehalt

- Klinisch zeigt sich in aller Regel eine Progression von der chronischen Phase bis hin zur Blastenkrise; parallel dazu lässt sich eine Zunahme morphologischer Dysplasien und eine Anhäufung zusätzlicher genetischer Defekte in den BCR-ABL-positiven Zellen nachweisen

Zusammengefasst weisen diese Besonderheiten auf Störungen der physiologischen Regulation von Proliferation und Differenzierung hin. Die Folgen sind ein Selektionsvorteil des malignen Klons und daraus resultierend ein fortschreitender, für den Gesamtorganismus letaler Funktionsausfall des blutbildenden Systems.

All diese Defekte sind gut bekannt, doch obwohl die CML zu den am besten erforschten malignen Erkrankungen gehört, versteht man die zugrundeliegenden Mechanismen nur unvollständig. Eine Vielzahl zellbiologischer Arbeiten befaßt sich mit den Unterschieden zwischen BCR-ABL-positiven und normalen hämatopoetischen Progenitoren, woraus man die klinisch-hämatologischen Besonderheiten der CML herzuleiten versucht. Zur Anwendung kommen dabei v.a. folgende Methoden:

- Transfektionsstudien befassen sich mit dem unterschiedlichen Verhalten BCR-ABL-transfizierter Zellinien im Vergleich zu nicht-transfizierten Kontrollen. Die gefundenen Unterschiede und deren Übertragbarkeit auf die Biologie der CML hängen stark von den gewählten Bedingungen der Zellkultur und der gewählten Zellinie ab

- Zur Untersuchung der CML-Biologie *in vivo* eignen sich aus CML-Patienten isolierte BCR-ABL-positive Progenitoren. Hierbei müssen drei Probleme gelöst werden: Erstens muss eine Kontamination des malignen Klons mit BCR-ABL-negativen Zellen vermieden werden, zweitens sollte eine biologisch einheitliche Fraktion z.B. früher Progenitoren isoliert werden, und drittens müssen geeignete Kontrollen gefunden werden, um z.B. Unterschiede zwischen BCR-ABL-positiven und BCR-ABL-negativen Progenitoren verifizieren zu können

- BCR-ABL-positive Vorläuferzellen von CML-Patienten lassen sich auch in Zellkultur-Studien charakterisieren, wobei neben den drei genannten Problemen wiederum die gewählten Bedingungen der Zellkultur die Interpretation erschweren

Daraus werden die Schwierigkeiten der Übertragbarkeit solcher Ergebnisse auf die tatsächlichen Verhältnisse *in vivo* deutlich, und es verwundert nicht, dass Untersuchungen zu praktisch allen Fragen der Biologie der CML widersprüchliche Resultate geliefert haben, woraus gegensätzliche Vorstellungen über die Pathogenese entwickelt wurden. Im Rahmen dieses Buches kann die experimentelle Datenlage nicht bis ins Detail dargestellt werden; hierfür verweisen wir auf die Literaturangaben. Vielmehr sollen anhand von Beispielen allgemeine Prinzipien verdeutlicht und unter Berücksichtigung der z.T. gegensätzlichen Möglichkeiten, die verschiedenen zellbiologischen Aspekte der CML zu erklären, erläutert werden.

3.2. Stammzellkinetik

3.2.1. Die Ursprungszelle der CML

Die Ursprungszelle der CML besitzt die Fähigkeit, sich in Zellen aller hämatopoetischen Linien auszudifferenzieren, wenn auch in unterschiedlichem Ausmaß. Es handelt sich offenbar um eine sehr primitive Progenitorzelle, die der totipotenten Stammzelle der Hämatopoese sehr nahe steht. Von dieser lässt sie sich auf den üblichen Wegen, z.B. durch ihren Immunphänotyp, nicht sicher unterscheiden, obgleich quantitative Unterschiede z.B. der HLA-DR-Expression beschrieben wurden, die auf eine deregulierte Proliferation hindeuten (2). Einziges zuverlässiges Unterscheidungsmerkmal zu gesunden Stammzellen ist die BCR-ABL-Translokation (3). Das unterschiedliche biologische Verhalten der CML-Stammzelle manifestiert sich jedoch in diskreten zellkinetischen Unterschieden und einem quantitativ unterschiedlichen Differenzierungsverhalten mit Bevorzugung vor allem der myelopoetischen, aber auch der megakaryopoetischen und der erythropoetischen Reihe, obgleich letztere praktisch keine differenzierten Erythrozyten produziert (1).

Die CML-Stammzelle besitzt einerseits die Fähigkeit, sich selbst zu erneuern, d.h. durch Zellteilung einen sich vergrößernden Pool solcher primitiver Zellen zu bilden, andererseits die Fähigkeit zur Differenzierung. Es gibt Hinweise dafür, dass sich ein Teil dieses primitiven Zellpools in einem ruhenden Zustand, der G_0-Phase des Zellzyklus, befindet. Isoliert man CD34-positive Progenitorzellen von CML-Patienten und daraus die G_0-Phasen-

Fraktion, so finden sich darin in einem hohen Prozentsatz BCR-ABL-positive Progenitoren, die teilweise über einen längeren Zeitraum im ruhenden Zustand verbleiben, und aus denen jeweils ein vollständiger CML-Klon entstehen kann (4). Bei der CML gibt es also im Gegensatz zu anderen klonalen Erkrankungen keinen weitgehend einheitlichen Klon, der sich unkontrolliert vermehrt. Statt dessen finden sich auf einer sehr primitiven Differenzierungsstufe maligne Progenitoren mit der Fähigkeit zur Ausdifferenzierung, die sich möglicherweise großenteils in einem ruhenden Zustand befinden. Dennoch gewinnen sie im Verlauf der Erkrankung Dominanz über die entsprechenden gesunden Progenitoren.

3.2.2. Wege zur klonalen Expansion

Es stellt sich also die Frage, wie es zur Expansion des leukämischen Klons kommt. Zunächst einmal sei auf die zunächst scheinbar überraschende Tatsache hingewiesen, dass eine solche massive Expansion keineswegs große Veränderungen der biologischen und kinetischen Eigenschaften der malignen Zellen im Vergleich zu den gesunden erfordert. Die Schwierigkeiten der Fassbarkeit der CML-Zellbiologie liegen tatsächlich gerade darin begründet, dass die Unterschiede zur normalen Hämatopoese oft nur diskret sind (5).

Entscheidend ist, dass die Aufrechterhaltung gleichbleibender Zahlen reifer Blutzellen höchste Ansprüche an die Genauigkeit der hämatopoetischen Stammzellkinetik stellt. Hierzu muss sich pro Zeiteinheit jeweils ein gleichbleibender Teil der Stammzellen in die verschiedenen Linien der Hämatopoese differenzieren, durch Teilung regenerieren, und apoptotisch werden (6). Kleinste Verschiebungen dieser Verhältnisse können fatale Konsequenzen haben, wenn keine Gegenregulation erfolgt. Gleiches gilt auch für Verschiebungen zwischen den verschiedenen Differenzierungslinien (Granulopoese, Megakaryopoese, Erythropoese oder Lymphopoese).

Es kann also auf mehreren Wegen zur Expansion einer bestimmten Differenzierungsstufe der Hämatopoese kommen. Ein Zellkompartiment kann durch Ausdifferenzierung unreifer Zellen oder durch Vermehrung auf der gleichen Differenzierungsstufe (Selbsterneuerung) an Größe gewinnen, andererseits durch weitere Ausdifferenzierung in reifere Zellen oder durch Apoptose an Größe verlieren (6). Physiologischerweise besteht zwischen Gewinn und Verlust in den einzelnen Kompartimenten ein Fließgleichgewicht, da das jeweilige Kompartiment sonst entweder verschwinden oder Überhand nehmen würde. Sowohl die Expansion des CML-Klons als auch die Mengenverschiebungen zwischen den verschiedenen Zellreihen bei der CML lassen sich auf eine Störung dieses Fließgleichgewichts zurückführen. Für das Kompartiment der CML-Progenitorzellen der primitivsten Stufe ist zu postulieren, dass es an Größe im Krankheitsverlauf immer weiter zunimmt: falls nicht, würde es nie mehr als eine Zelle enthalten, nämlich die ursprünglich entartete Zelle (6). Es folgt, dass primitive CML-Progenitorzellen, die keinen Zuwachs aus einem noch primitiveren Kompartiment erhalten, auf drei denkbaren Wegen an Zahl zunehmen:

- gesteigerte Selbsterneuerung (Zunahme des Mitoseindex, verkürzte Generationszeit)
- verminderte Ausdifferenzierung
- verminderte Apoptose

3.2.3. Die Dowding-Hypothese

Eine naheliegende Erklärung der Expansion des malignen Klons wäre eine gesteigerte Selbsterneuerung. Obwohl auch gegensätzliche Resultate existieren, ergaben die meisten kinetischen Untersuchungen von CML-Zellen in der chronischen Phase niedrigere mitotische Indizes, eine niedrigere DNA-Syntheserate, längere Generationszeiten sowie einen verzögerten Übergang in reifere Kompartimente, verglichen mit normalen Progenitorzellen (1;6;7). Diese *In-vivo*-Veränderungen scheinen sich allerdings während Therapie zu normalisieren und konnten *in vitro* nur bedingt nachvollzogen werden. Folglich postulierte man, dass die Reduktion der genannten zellkinetischen Parameter bei unbehandelter CML nur eine Folge der hohen Zelldichte im Knochenmark sei (1). Einige Autoren gehen eher von einer leicht gesteigerten Proliferationsrate auf einer frühen Stufe der Differenzierung und/oder zusätzlichen Zellteilungen bei verzögerter Reifung aus, was zusammen mit der verlängerten Überlebenszeit reifer Zellen die myeloische Expansion hinreichend erklären würde (7;8). Auch die beschleunigte Telomerenverkürzung BCR-ABL-positiver im Vergleich zu BCR-ABL-negativen hämatopoetischen Vorläuferzellen spricht dafür, dass CML-Vorläuferzellen stärker proliferieren als Zellen der normalen Hämatopoese (9).

Eine elegante Erklärung der klonalen Expansion bietet sich jedoch auch durch die Möglichkeit, dass eine Vermehrung des Stammzellpools durch eine relative Verminderung des Anteils der Zellen, die sich zu reiferen Progenitoren ausdifferenzieren, entsteht, wodurch die Selbsterneuerung die Überhand gewinnt (6). Mathematisch betrachtet, betragen die Wahrscheinlichkeiten von Selbsterneuerung und Ausdifferenzierung im Gleichgewicht jeweils 0,5. Bereits eine minimal verminderte Wahrscheinlichkeit zur Ausdifferenzierung zugunsten der Selbsterneuerung würde in einer Expansion des Stammzell-Kompartiments resultieren, obwohl die Teilungsrate der Stammzellen nicht erhöht ist. Entscheidend ist gemäß dieser Hypothese also der reduzierte Verlust von Zellen aus dem Stammzell-Kompartiment. Infolge der Expansion dieses Kompartiments expandieren schließlich auch alle nachfolgenden Kompartimente. Die verminderte Differenzierungsrate der Stammzellen ist dabei in sofern unerheblich, als der Pool sich differenzierender Zellen wesentlich vergrößert ist. So erklären Dowding et al. (10) die bei der CML beobachtete myeloische Expansion. Auf eine gesteigerte Selbsterneuerung bei verminderter Tendenz zur Ausdifferenzierung weisen insbesondere diese Hypothese unterstützende Daten hin, die zeigen, dass primitive Progenitorzellen der Stufe prae-CFU-GM bei der CML zwar vermehrt sind, dabei aber pro Zelle weniger differenziertere Zellen der Stufe CFU-GM produziert werden (11).

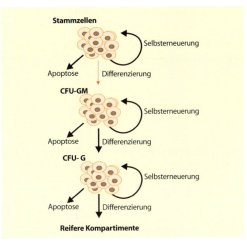

Abb. 3.2: Die Expansion des CML-Klons nach der Dowding-Hypothese: Durch verminderte Ausdifferenzierung überwiegt im Stammzellkompartiment die Selbsterneuerung. Folglich vermehren sich die Stammzellen unkontrolliert. Parallel dazu expandieren die nachfolgenden Kompartimente, weil die Expansion des Stammzellpools die verminderte Ausdifferenzierung überwiegt.

Diese Hypothese erklärt auch, warum die normale Hämatopoese, die sich im physiologischen Fließgleichgewicht befindet, durch die expandierende CML-Population verdrängt wird. Der Selektionsvorteil der CML-Klons kann nämlich unter bestimmten Bedingungen der Langzeit-Zellkultur nicht nachvollzogen werden (6): Hierbei zeigen CML-Zellen im Vergleich zu normalen hämatopoetischen Zellen einen Proliferationsdefekt und werden ausselektiert. Das unterschiedliche Verhalten *in vivo* ließe sich nach der Dowding-Hypothese durch eine relativ höhere Ausdifferenzierungsrate normaler hämatopoetischer Zellen im Vergleich zu CML-Zellen erklären.

3.2.4. Die Hypothese der diskordanten Reifung

Mit der Dowding-Hypothese könnte die myeloische Expansion allein durch eine Vermehrung des Stammzellkompartiments erklärt werden. Im Gegensatz dazu besagt das von Clarkson et al. (1) formulierte Postulat der diskordanten Reifung, dass der wesentliche Pathomechanismus eine Reifungsstörung der CML-Zellen ist, erkennbar z.B. an der Kern-Zytoplasma-Reifungs-Asynchronie mit verfrühter Zytoplasma-Reifung, und dass die Expansion des CML-Klons hauptsächlich in differenzierteren Reifungsstufen stattfindet. Tatsächlich hat sich gezeigt, dass die Zunahme differenzierter Zellen nicht einfach proportional zur Zunahme der Stammzellen ist (6). Auch auf späteren Differenzierungsstufen ist das physiologische Fließgleichgewicht offenbar gestört. So nehmen unreife (proliferierende) Granulozyten im Blut unbehandelter CML-Patienten schneller zu (Verdopplungszeit 50 Tage) als die Gesamt-Leukozytenzahl (Verdopplungszeit 84 Tage). Noch unreifere zirkulierende CFU-GM-Zellen scheinen sogar etwa 100mal schneller als die Gesamt-Leukozytenzahl zu expandieren (6).

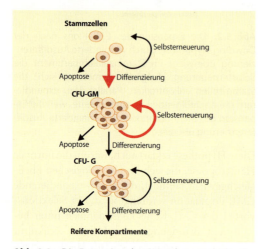

Abb. 3.3: Die Expansion des CML-Klons nach der Hypothese der diskordanten Reifung: Die CML-Stammzellen haben eine erhöhte Differenzierungsrate, sodass sich deren Kompartiment verkleinert und das nachfolgende CFU-GM-Kompartiment vergrößert. Die unkontrollierte Expansion erfolgt im CFU-GM-Kompartiment.

Gemäß der Hypothese der diskordanten Reifung ist das Gleichgewicht zwischen Selbsterneuerung und Differenzierung im Stammzellkompartiment zugunsten der Differenzierung verschoben. Dadurch werde der Stammzell-Pool reduziert, der Pool reiferer Progenitoren, das CFU-GM-Kompartiment, hingegen vergrößert. Vermutlich sind diese reiferen Progenitoren weniger empfänglich für Wachstums-regulierende Signale z.B. von Zytokinen, wodurch eine deregulierte Expansion vor allem in diesem CFU-GM-Kompartiment stattfindet (1). Eine ähnliche Deregulation betrifft demnach auch andere Progenitor-Kompartimente, z.B. das BFU-E-Kompartiment der erythrozytären

Vorstufen (1). Das unterschiedliche Ausmaß der Deregulation in den einzelnen Progenitor-Kompartimenten der verschiedenen Zellreihen könnte demnach zwanglos erklären, warum nicht alle Zellreihen gleich stark vermehrt sind. Für die Hypothese der diskordanten Reifung führen Clarkson et al. verschiedene experimentelle Belege an. Beispielsweise sind CFU-GM und erythrozytäre Progenitoren bei der CML weniger abhängig vom Wachstumsfaktor-Synergisten kit-Ligand als die entsprechenden normalen hämatopoetischen Vorstufen, was als Auslöser einer deregulierten Expansion dieser Progenitoren betrachtet wird (1).

3.2.5. Die Rolle der Apoptose

Von Beginn der Ausdifferenzierung an haben alle normalen hämatopoetischen Zellen begrenzte Lebensspannen. Nach einer bestimmten Zeit, die von hämatopoetischer Linie und Umgebungsfaktoren abhängig ist, kommt es zu programmiertem Zelltod oder Apoptose. Für die CML wurden eine auch verlängerte Lebensspanne bzw. eine verminderte Apoptoserate der malignen Zellen als weitere wesentliche Ursache der myeloischen Expansion beschrieben (1).

Durch verschiedene Isotopen-Markierungsverfahren konnte gezeigt werden, dass reife Granulozyten bei CML-Patienten eine verlängerte Halbwertszeit im Blut haben als bei Gesunden (1). Die Interpretation dieser Resultate wird bei CML-Patienten erschwert durch das Vorhandensein vieler verfrüht ausgeschwemmter unreifer Granulozyten und durch das abnorme Migrations- und Verteilungsmuster der Granulozyten im Organismus. Trotz all dieser Schwierigkeiten und der Unmöglichkeit einer Quantifizierung muss geschlussfolgert werden, dass Granulozyten bei der CML eine verlängerte Lebensspanne haben, dies jedoch nicht als alleinige Erklärung der massiven Vermehrung der Granulozyten ausreicht, sondern zusätzlich auch die Produktion der Granulozyten stark gesteigert sein muss (1).

Mehrere Autoren beschreiben eine Inhibition der Apoptose $p210^{BCR-ABL}$-exprimierender Zelllinien, v-abl-transfizierter Zellen und isolierter hämatopoetischer Zellen von CML-Patienten (1;5;6). So kann eine $p210^{BCR-ABL}$-Expression in Zelllinien eine Resistenz gegen Apoptoseinduktion nach DNA-Schädigung bewirken. Darüber hinaus induziert die Expression von $p210^{BCR-ABL}$ Wachstumsfaktor-Unabhängigkeit, also Resistenz gegen Apoptose durch Wastumsfaktor-Entzug in einigen Zelllinien. Andererseits scheinen die gleichen Zelllinien durch $p210^{BCR-ABL}$-Expression anfälliger für Apoptose durch ionisierende Strahlung zu werden. Auch an primären hämatopoetischen Zellen von CML-Patienten wurde beobachtet, dass es nach Wachstumsfaktor-Entzug zwar einerseits nur verzögert zur Apoptoseinduktion kommt, andererseits nach Bestrahlung die Apoptosetendenz jedoch größer als normal zu sein scheint. In anderen Arbeiten wurden im Gegensatz dazu keinerlei Unterschiede zwischen CML-Zellen und normalen hämatopoetischen Zellen bezüglich ihres Apoptosepotenzials gefunden.

Als wesentliche Schlussfolgerung aus all diesen Daten bleibt, dass es zwar möglicherweise eine veränderte Apoptose-Anfälligkeit gibt, diese jedoch stark von den gewählten, immer unphysiologischen experimentellen Bedingungen abhängig zu sein scheint. Somit liefern die vorhandenen Daten zumindest keine überzeugenden Hinweise, dass verminderte Apoptoserate ein wesentlicher Mechanismus der Pathogenese der CML ist (1;6). Da Apoptose auch zur Regulation der normalen Hämatopoese nur von untergeordneter Bedeutung ist, führen einige Autoren sogar an, dass eine Hemmung der physiologischen Apoptoserate keinen wesentlichen Pathomechanismus der CML darstellen kann (7). Andererseits muss jedoch betont werden, dass auch kleinste Veränderungen des Fließgleichgewichts von Zugewinn und Verlust eine beliebige Expansion eines zellulären Kompartiments erklären können.

Im übrigen gibt es auch Hinweise, dass eine veränderte Apoptoseneigung bei der CML häufig erst infolge sekundärer Veränderungen auftritt, die sowohl eine Reduktion als auch eine Steigerung der Apoptoserate bewirken könne. Möglich erscheint auch, dass die Apoptoseneigung vom Reifungsstadium der CML-Zellen abhängig ist (6), was die verlängerte Lebensspanne der Granulozyten erklären könnte und auch eine Erklärung für die Verschiebung der Proportionen der Zellreihen und Reifungsstufen zueinander liefern würde.

3.3. Ursachen einer deregulierten Proliferation

3.3.1. Gestörte Regulation durch Adhäsion

Ein weiterer Proliferationsvorteil des BCR-ABL-positiven Klons erwächst aus der Tatsache, dass die malignen Progenitoren im Gegensatz zu normalen hämatopoetischen Vorläuferzellen ins periphere Blut ausgeschwemmt werden und sich in extramedullären Lokalisationen, z.B. Milz und Lymphknoten, vermehren können. Dies weist auf eine Störung der normalen Regulation durch Adhäsion hin.

Auf welche weise die normale Hämatopoese durch Adhäsion reguliert wird, ist umstritten. Während Adhäsion an Bestandteile der extrazellulären Matrix für Zellen der meisten Gewebe eine Wachstumsvoraussetzung darstellt, wurden für hämatopoetische Zellen sowohl Stimulation als auch Inhibition der Proliferation durch Adhäsion an Komponenten der extrazellulären Matrix, wie beispielsweise Fibronectin, beschrieben (12). So erklären einige Autoren den Proliferationsvorteil des CML-Klons dadurch, dass die normale Hämatopoese durch Integrin-vermittelte Adhäsionssignale inhibiert wird, während diese Kontaktinhibition bei CML-Progenitorzellen vermindert ist (13). Als Belege hierfür werden verschiedene *In-vitro*-Untersuchungen angeführt.

Eigene Ergebnisse sprechen allerdings dafür, dass ein Adhäsionsverlust normaler hämatopoetischer Zellen einen Zellzyklusarrest an der G_1/S-Grenze bewirkt. Nicht-adhärente mobilisierte CD34-positive Progenitorzellen des peripheren Blutes sind nämlich nahezu alle in der späten G_1-Phase des Zellzyklus arretiert. Eine Zellzyklusprogression durch den Restriktionspunkt in die S-Phase findet physiologischerweise praktisch nur im Knochenmark, also im adhärenten Zustand, statt und ist mit einer gesteigerten Expression der Adhäsionsmoleküle CD49b, CD49d, CD49e, CD58 und CD62L verbunden (14).

Für die Tyrosinkinase $p210^{BCR-ABL}$ wurde gezeigt, dass sie *in vitro* die Adhäsionsabhängigkeit von Fibroblasten aufhebt. Die pathophysiologische Relevanz dieses Effekts wurde durch eigene Ergebnisse an CML-Patienten bestätigt, die belegen, dass BCR-ABL-positive Progenitorzellen auch im peripheren Blut proliferieren, während sich die Progenitoren bei BCR-ABL-negativen myeloproliferativen Erkrankungen im peripheren Blut analog zu normalen Progenitoren an der G_1/S-Phasengrenze des Zellzyklus arretiert sind (15). Die Adhäsionsabhängigkeit der BCR-ABL-positiven Progenitoren konnte darüber hinaus durch Inhibition von $p210^{BCR-ABL}$ durch den Tyrosinkinaseinhibitor STI571 wiederhergestellt werden, der im Kap. 8. eingehend besprochen wird. Aus diesen Ergebnissen kann gefolgert werden, dass die Expansion des BCR-ABL-positiven Klons durch dessen Fähigkeit zu adhäsionsunabhängiger Proliferation gefördert wird. Im Gegensatz dazu können normale hämatopoetische Progenitoren nur nach Adhäsion an Strukturen der extrazellulären Matrix des Knochenmarkes proliferieren. Dieser Mechanismus dient möglicherweise der Verhinderung einer Proliferation normaler hämatopoetischer Vorläuferzellen in extramedullären Lokalisationen.

3.3.2. Die Hypothese des Adhäsionsdefekts

Gegenstand zahlreicher Untersuchungen ist die stark vermehrte Ausschwemmung unreifer CML-Progenitoren ins periphere Blut. Es ist naheliegend zu vermuten, dass dieses Phänomen auf eine defekte Adhäsion der CML-Zellen an Komponenten des Knochenmarksstromas zurückzuführen ist. Einige Resultate weisen in der Tat in diese Richtung, und es wurde postuliert, dass periphere Ausschwemmung und extramedulläre Absiedlung auf einer reduzierten Adhäsion an Stroma und Fibronectin einerseits und einer gesteigerter Adhäsion an Basalmembran-Komponenten des Gefäßsystems andererseits beruhen (13). Dagegen spricht, dass die Expression der $\alpha_4\beta_1$- und $\alpha_5\beta_1$-Integrine, die die Adhäsion hämatopoetischer Vorläuferzellen vermitteln, auf CML-Progenitoren normal ist. Folglich wurden funktionelle Defekte der β_1-Integrine für die postulierte verminderte Adhäsion der CML-Progenitoren verantwortlich gemacht. Als Beleg dieser CML-spezifischen Adhäsionsdefekte wurde auch angeführt, dass eine normale Adhäsion von CML-Progenitoren *in vitro* durch eine Elimination von $p210^{BCR-ABL}$ mittels Antisense-Oligonukleotiden oder selektivem Tyrosinkinase-Inhibitor wiederhergestellt werden kann. Aus diesen Befunden wurde gefolgert, dass eine Phosphorylierung von β_1-Integrinen durch $p210^{BCR-ABL}$ möglicherweise für den Adhäsionsdefekt der CML-Vorläuferzellen verantwortlich ist (13).

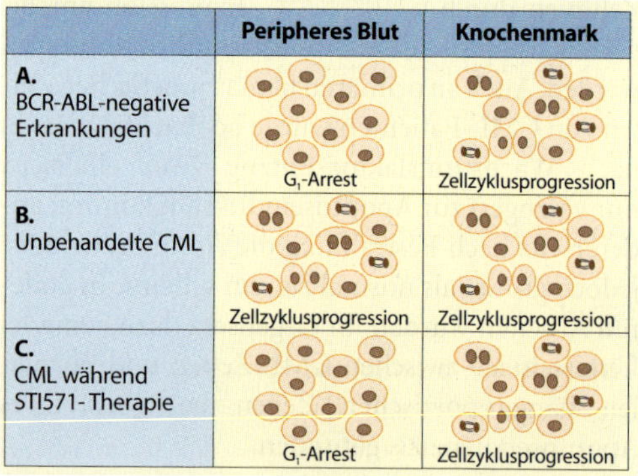

Abb. 3.4: Aufgehobene Adhäsionsabhängigkeit der Proliferation von CML-Progenitorzellen, dargestellt in vergleichenden Untersuchungen des Zellzyklusstatus: A. Hämatopoetische Progenitoren proliferieren bei BCR-ABL-negativen myeloproliferativen Erkrankungen im Knochenmark, also im adhärenten Zustand, nicht jedoch im peripheren Blut, also im nicht-adhärenten Zustand.
B. Bei der CML proliferieren die Progenitoren auch im peripheren Blut. Die Adhäsionsabhängigkeit ist aufgehoben.
C. Inhibition von $p210^{BCR-ABL}$ durch den Tyrosinkinaseinhibitor STI571 bewirkt eine Wiederherstellung der Adhäsionsabhängigkeit.

Im Gegensatz zur Hypothese einer defekten Adhäsion stehen allerdings Ergebnisse anderer Arbeitsgruppen, die zeigen, dass $p210^{BCR-ABL}$ die Adhäsion hämatopoetischer Zellen an Fibronectin *in vitro* verstärkt (16;17). Außerdem zeigte sich, dass Adhäsion auch in $p210^{BCR-ABL}$-exprimierenden Zellen die Proliferation fördert. Demnach wird die periphere Ausschwemmung unreifer Progenitoren nicht durch einen Adhäsionsdefekt, sondern eher durch die begrenzte Verfügbarkeit von Adhäsionsstellen im Knochenmark bei der fortschreitenden Expansion des malignen Klons ausgelöst. Entscheidend scheint darüber hinaus vielmehr zu sein, dass sich die malignen Zellen im Gegensatz zu normalen Progenitoren im peripheren Blut weiter vermehren können (15). Die BCR-ABL-positiven Zellen können sich außerdem über den Blutkreislauf auf extramedulläre Lokalisationen ausbreiten, wo dann durch erneute Adhäsion deren Proliferation verstärkt wird.

3.3.3. Gestörte Regulation durch Zytokine und Wachstumsfaktoren

Proliferation und Differenzierung hämatopoetischer Progenitorzellen werden durch Zytokine und Wachstumsfaktoren reguliert. Mehr als 30 solcher Regulatoren sind kloniert und charakterisiert worden (13). Obwohl viele Einzelheiten über deren regulatorische Effekte bekannt sind, sind die exakten Regulationsmechanismen der normalen Hämatopoese weiterhin zum größten Teil unbekannt.

Normalerweise findet die Hämatopoese in enger Nachbarschaft zu Knochenmarkstromazellen statt, die sowohl Zytokine als auch Bestandteile der extrazellulären Matrix produzieren. Daraus resultiert eine spezifische Umgebung hämatopoetischer Progenitorzellen mit bestimmten Wachstumsfaktoren und Zytokinen. Man nimmt an, dass neben der Adhäsion an Liganden der extrazellulären Matrix, die in den vorhergehenden Abschnitten besprochen wurde, die spezifische Zusammensetzung dieser sezernierten Zytokine Wachstum und Differenzierung hämatopoetischer Progenitoren reguliert (13).

Auch bezüglich der Abhängigkeit der CML-Progenitorzellen von Wachstumsfaktoren und Zytokinen gibt es widersprüchliche Resultate (13). Einerseits führt der Transfer von $p210^{BCR-ABL}$ in bestimmte Wachstumsfaktor-abhängige Zelllinien zu einer verstärkten und Wachstumsfaktor-unabhängigen Proliferation. Andererseits sind CML-Zellen der chronischen Phase weiterhin Wachstumsfaktor-abhängig. Diese reagieren in Zellkultur ähnlich auf IL-3, G-CSF und SCF wie normale Progenitoren der jeweiligen Reifungsstufen. Einige Arbeiten legen nahe, dass SCF essentiell für CML-Progenitoren, nicht aber für normale Progenitoren ist. Für GM-CSF in einer Konzentration, die optimale Wachstumsvoraussetzungen für normale Progenitoren bietet, wurde gezeigt, dass es eine terminale Differenzierung von CML-Zellen induzieren kann. Es wurde gefolgt, dass GM-CSF-stimulierte ex-vivo-Kulturen ohne SCF zur Anreicherung gesunder Progenitoren in autologen Transplantaten eingesetzt werden können. Insgesamt muss aber aus der Datenlage gefolgert werden, dass die Unterschiede in der Reaktivität auf Wachstumsfaktoren zwischen normalen und CML-Progenitoren eher relativ ausgeprägt gering sind. Es kann keineswegs als bewiesen gelten, dass die beschriebenen Unterschiede wesentlich zur Expansion des malignen Klons bei der CML beitragen.

Auch die Rolle von Inhibitoren der normalen Hämatopoese wurde bei der CML untersucht (13). So werden CML-Progenitoren durch TGF-β ähnlich inhibiert wie normale Progenitoren. Hingegen scheinen CML-Progenitoren weniger auf das Chemokin MIP-1α, ebenfalls ein Inhibitor der normalen Hämatopoese, zu reagieren. Daraus wurde gefolgert, dass MIP-1α normale Progenitoren selektiv vor der Toxizität bestimmter zellzyklus-spezifischer Chemotherapeutika schützen könnte (13).

3.3.4. Interferon-α und Adhäsion

Zu den wirksamsten Therapeutika der CML gehört der physiologische Entzündungsmediator Interferon-α (IFN-α), welcher eine zumindest teilweise Wiederherstellung der normalen, BCR-ABL-negativen Hämatopoese bewirken kann. Der Wirkmechanismus von IFN-α ist nicht genau bekannt. Ein direkter, selektiver antiproliferativer Effekt auf CML-Zellen, der die normale Hämatopoese bevorteilt, wäre eine einfache und naheliegende Erklärungsmöglichkeit. Hierfür fehlen jedoch überzeugende Belege. IFN-α scheint zu einer Wiederherstellung der Adhäsion von CML-Progenitorzellen mit Normalisierung der Integrin-abhängigen Regulation der Proliferation und der migratorischen Eigenschaften von CML-Progenitoren zu führen (13). Mit Hilfe dieser Effekte ließen sich zumindest hämatologische Remissionen durch IFN-α recht gut erklären. Der Mechanismus der Induktion zytogenetischer Remissionen durch IFN-α erklärt sich dadurch jedoch nicht. Es wurde argumentiert, dass durch eine IFN-α-Therapie die Proliferationsnachteile der CML-Progenitoren überwiegen, so dass diese mit der Zeit von den gesunden Vorläufern verdrängt werden (13). In der Tat scheint der maligne Klon während einer Behandlung mit IFN-α zwar abzunehmen, aber nicht ganz zu verschwinden, wie zahlreiche molekularbiologischen Untersuchungen gezeigt haben.

Zusammenfassend muss bedacht werden, dass über die Rolle der Adhäsion bei der Regulation der Hämatopoese gegensätzliche Vorstellungen existieren – folglich wird die Interpretation der experimentellen Daten in beträchtlichem Maße von den diesbezüglichen Annahmen beeinflusst. Andere Autoren vertreten die Ansicht, dass CML-Progenitoren durch Adhäsion eher stimuliert als gehemmt werden (16). In diesem Zusammenhang wurde spekuliert, dass sich die durch IFN-α bewirkte Adhäsion in ihrem Mechanismus von der Adhäsion normaler Zellen unterscheidet (7).

3.3.5. Veränderte Expression von Zytokinen

Neben einer unterschiedlichen Reaktivität auf Zytokine und Wachstumsfaktoren kommt schließlich als weitere mögliche Ursache der Expansion des CML-Klons die Sekretion eines spezifischen Profils von Zytokinen in Betracht, durch das sich die CML-Zellen selbst autokrin stimulieren (18). Tatsächlich wurde gezeigt, dass Serum von CML-Patienten die Proliferation normaler hämatopoetischer Zellen in Kultur stimulieren kann, dieses Serum also offenbar vermehrt stimulierende Zytokine und Wachstumsfaktoren enthält. Überdies wurde an isolierten CML-Progenitoren eine erhöhte Produktion des hämatopoetischen Wachstumsfaktors IL-1β nachgewiesen, der als autokriner Stimulator seiner eigenen Produktion sowie als parakriner Stimulator der Zytokin-Sekretion von Knochenmark-Stromazellen wirkt. Passend dazu bewirkt eine Inhibition von IL-1 eine selektive Suppression der Proliferation von CML-Zellen *in vitro*. Weiterhin lässt sich im Knochenmarkstroma in fortgeschrittenen Phasen der CML eine abnormale Expression von Wachstumsfaktoren nachweisen. So wurde an Stromazellen aus CML-Blastenkrisen die konstitutive Expression von IL-1β, IL-6, GM-CSF und LIF beobachtet. Im Gegensatz dazu scheint eine solche konstitutive Expression in chronischen Phasen der CML zu fehlen (18). Zusammenfassend scheint also neben biologischen Besonderheiten der CML-Zellen selbst auch eine gesteigerte autokrine und parakrine Proliferationsstimulation an der Expansion des CML-Klons beteiligt zu sein.

3.4. Störungen der Differenzierung und Reifung

Die bisher beschriebenen Hypothesen beziehen sich in erster Linie auf die Expansion des malignen Klons und seine Ausbreitung über das periphere Blut zu extramedullären Lokalisationen. Expansion und extramedulläre Ausbreitung sind in der Tat die wohl am genauesten untersuchten biologischen Eigenschaften der CML-Zellen, da sie zum einen als besonders grundlegend für die Pathogenese der CML angesehen werden, zum anderen methodisch relativ einfach zu studieren sind. Größere methodische Schwierigkeiten scheint eine genauere Erforschung der Mechanismen zu bereiten, die die Differenzierungs- und Reifungsstörungen der CML-Progenitorzellen verursachen. Diese Störungen manifestieren sich z.B. in den abnormen Mengenverhältnissen der verschiedenen Zellreihen zueinander (1): Während die Vorstufen der Erythro-, Megakaryo- und Myelopoese in ähnlichem Umfang gebildet werden, resultieren typischerweise normale Erythrozytenzahlen, erhöhte Thrombozytenzahlen und stark erhöhte Granulozytenzahlen. Auch besteht ein Missverhältnis von reifen zu unreifen Zellen. Es überwiegen die unreifen Zellen, weswegen man von einer ineffektiven Granulopoese spricht, die im Krankheitsverlauf an Ausprägung kontinuierlich zunimmt.

Einige interessante Ansatzpunkte zum Verständnis dieser Phänomene liefert die schon einmal besprochene Hypothese der diskordanten Reifung (1), die ja ihren Ausgang von der Beobachtung einer Kern-Zytoplasma-Reifungsdissoziation mit verfrühter Zytoplasma-Reifung nimmt. Diese Asynchronie soll in den myeloischen Progenitoren zu zusätzlichen Zellteilungen der verzögert reifenden Kerne führen; in den erythrozytären Vorstufen hingegen soll die verfrühte Zytoplasma-Reifung eine frühzeitige Ausstoßung des Kerns bewirken (8). So wird erklärt, warum der maligne Klon zwar erythrozytäre Vorstufen bildet, daraus aber keine Erythrozytenvermehrung resultiert.

Im übrigen gibt es auch Hinweise, dass die bei der CML veränderten proliferativen Eigenschaften die einzelnen Differenzierungsstufen der Hämatopoese in unterschiedlicher Weise betreffen. So wurden bei der CML reduzierte Proliferationsraten auf der Stufe der Myeloblasten und Promyelozyten bei normalen Proliferationsraten von Myelozyten und Metamyelozyten beschrieben (1). Dabei muss jedoch zusätzlich das jeweilige Verhältnis von Selbsterneuerung zu Differenzierung der jeweiligen Kompartimente berücksichtigt werden. Insgesamt könnten solche Ungleichgewichte die abnorme Verteilung der Zellreihen und Reifungsstufen zueinander ohne weiteres erklären. Das Überwiegen der myeloischen gegenüber der erythrozytären Reihe könnte demnach durch Unterschiede in den

Selbsterneuerungs- oder Differenzierungsraten zwischen dem CFU-GM-Kompartiment und dem BFU-E-Kompartiment erklärt werden, zumal ja nach der Hypothese der diskordanten Reifung die deregulierte Expansion des CML-Klons vorwiegend in diesen Kompartimenten stattfindet. Experimentelle Daten zu diesem Thema sind sehr lückenhaft. Einige Autoren fanden Hinweise für eine verstärkte Proliferation im BFU-E-Kompartiment (8). Weil bei der CML außerdem die Zellen der Stufe CFU-E vermehrt sind, wurde vermutet, dass die weitere Differenzierung auf dieser Stufe blockiert ist. Als Schlussfolgerung bleibt, dass offenbar Unterschiede in der Kinetik von Proliferation und Differenzierung zwischen CML-Zellen und normalen Zellen der Hämatopoese existieren, deren genaue Auswirkungen *in vivo* jedoch noch unzureichend bekannt ist.

3.5. Fortschreitende Malignisierung als Folge genetischer Instabilität

Der natürliche Verlauf der CML beinhaltet eine fortschreitende Malignisierung mit zunehmender Therapieresistenz, zunehmender Leukozytose, Blastenexzess in Blut und Knochenmark, zunehmender Basophilie sowie klinischen Manifestationen wie B-Symptomatik, Splenomegalie und Knochen- bzw. Gelenkschmerzen (1). Diese Malignisierung führt regelhaft über eine akzelerierte Phase bis hin zur Blastenkrise. Eine einfache Erklärung der Entstehung der Blastenkrise lässt sich aus der oben besprochenen Hypothese der diskordanten Reifung ableiten: Da sich unreife Differenzierungsstufen schneller vermehren als reifere, nehmen die unreiferen immer mehr zu, sodass schließlich die Blasten als unreifste Formen dominieren (6).

Aus verschiedenen Gründen halten die meisten Autoren diese Erklärung jedoch für unzutreffend: Die Blastenpopulation in der Blastenkrise besteht aus monomorphen Zellen mit einem sehr aggressiven malignen Phänotyp, der sie von den ausdifferenzierenden Progenitoren in der chronischen Phase klar unterscheidet (6). Dies scheint Folge der gut belegten Tatsache zu sein, dass die Blastenkrise regelmäßig mit der Anhäufung zusätzlicher genetischer Defekte einhergeht. Beim Übergang in die Blastenkrise lassen sich verschiedenste sowohl zytogenetische als auch molekulare Veränderungen nachweisen (5;18;19). Die häufigste zusätzliche zytogenetische Veränderung ist die Trisomie 8. Darüber hinaus sind myeloische, nicht jedoch lymphatische Blastenkrisen häufig durch ein Isochromosom i(17q) gekennzeichnet. Daneben treten eine Vielzahl anderer zytogenetischer Veränderungen auf. Korrespondierend hierzu lassen sich molekulare Veränderungen nachweisen, z.B. p53-, c-myc-, ras-, Rb- oder $p16^{INK4A}$-Aberrationen. Auch molekularen Veränderungen korrelieren mit dem immunologischen Phänotyp der Blastenkrise. So finden sich p53-Aberrationen praktisch nur bei myeloischen Blastenkrisen während $p16^{INK4A}$-Deletionen auf lymphatische Blastenkrisen beschränkt sind.

Kennzeichnend für die Transformation zur Blastenkrise ist weniger das Auftreten spezifischer molekularer oder zytogenetischer Veränderungen, als vielmehr die Anhäufung zusätzlicher genetischer Defekte ganz allgemein. Dies scheint auf eine zunehmende genetische Instabilität von CML-Progenitorzellen zurückzuführen zu sein, die auch experimentell belegt werden konnte (5;7). Genetische Instabilität wird mehr und mehr als wichtige Voraussetzung der Malignomentstehung und progredienten Malignisierung angesehen. Als Folge der genetischen Instabilität entstehen immer häufiger Phänotypen mit einem Selektionsvorteil gegenüber der normalen Hämatopoese und dem bis dahin dominierenden malignen Klon, was schließlich einen Proliferationsvorteil zunehmend malignerer Phänotypen zur Folge hat.

Die Ursachen und der Zeitpunkt des Auftretens einer genetischen Instabilität bei der CML sind noch weitgehend unerforscht. Das regelhafte Fortschreiten der CML in die Blastenkrise lässt sich jedoch am besten dadurch erklären, dass bereits zum Zeitpunkt der CML-Entstehung eine genetische Instabilität besteht, diese also nicht erst im Krankheitsverlauf zufällig erworben wird. Dies legt eine ursächliche Beteiligung von BCR-ABL nahe. In der Tat scheint BCR-ABL die Mutationsrate von Markergenen zu steigern. In einer aktuellen Arbeit wurde zudem gezeigt, dass eine BCR-ABL-Expression über regulierte Proteolyse eine reduzierte Expression des DNA-Reparaturproteins DNA-PKcs zur Folge hat, die ihrerseits zu einem DNA-Reparaturdefekt mit erhöhter Radiosensitivität bewirkt (20). Diese Befunde unterstützen die Vorstellung, dass genetische Instabilität zu den wesentlichen durch BCR-ABL verursachten Pathomechanismen der CML gehört.

3.6. Zusammenfassung und Schlussfolgerungen

Die CML gehört zu den zellbiologisch am besten charakterisierten klonalen Erkrankungen. Die Unterschiede zwischen CML-Zellen und normalen hämatopoetischen Zellen sind vergleichsweise gering und damit experimentell schwierig nachzuweisen. Dennoch scheinen diese geringfügigen Unterschiede das klinisch maligne Verhalten des CML-Klons hinreichend zu erklären, wofür es verschiedene gut überdachte Modellvorstellungen gibt.

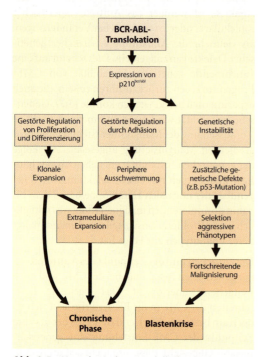

Abb. 3.5: Hypothetisches Modell der Pathogenese der CML

Des weiteren scheint es keine einzelne hervorstechende zellbiologische Besonderheit der CML-Zelle zu geben, die das klinische Bild der CML alleine erklären könnte. Zum Gesamtbild tragen offenbar eher viele kleine Besonderheiten bei, die zwar teilweise bekannt sind, deren Anteil an der Pathogenese sich aber im einzelnen schwer abschätzen lassen. In jedem Fall muss also bei den besprochenen Hypothesen bedacht werden, dass es sich um vereinfachte Modellvorstellungen handelt, die nicht die gesamte biologische Komplexität der CML erfassen.

Von einem Stammzellkompartiment ausgehend, bildet der CML-Klon aufgrund der größtenteils erhaltenen Differenzierungsfähigkeit verschiedene Kompartimente unterschiedlich reifer Zellen verschiedener hämatopoetischer Differenzierungsrichtungen aus. Die Expansion dieses Klons findet nach der Dowding-Hypothese im Stammzellkompartiment, nach der Hypothese der diskordanten Reifung in reiferen Kompartimenten statt. Die Expansion eines Kompartiments ist wahrscheinlich Folge eines Missverhältnisses zwischen Selbsterneuerung und Differenzierung, das einige Autoren als Folge verminderter Differenzierung, andere als Folge gesteigerter Selbsterneuerung durch deregulierte Proliferation erklären. Als weitere Ursache der Expansion des CML-Klons wird eine verminderte Apoptose diskutiert, wobei insbesondere für diese Hypothese verlässliche experimentelle Belege fehlen.

Weitere Ursachen einer deregulierten Proliferation von CML-Zellen werden einerseits im veränderten Adhäsionsverhalten, andererseits im veränderten Zusammenspiel mit Zytokinen und Wachstumsfaktoren gesehen. Einige Autoren vertreten die Ansicht, dass der Proliferationsvorteil von CML-Zellen gegenüber normalen hämatopoetischen Zellen auf eine verminderte Adhäsion und eine aufgehobene Integrin-vermittelte Proliferationsinhibition zurückzuführen ist. Von anderen Arbeitsgruppen wird hingegen die entgegengesetzte Ansicht einer Stimulation der physiologischen Hämatopoese durch Adhäsion und selektiven Befähigung von CML-Progenitorzellen zur adhäsionsunabhängigen Proliferation vertreten. Zudem wird die Wiederherstellung der Adhäsion als möglicher Wirkmechanismus von IFN-α betrachtet, wobei einerseits unklar ist, ob Adhäsion überhaupt proliferationshemmend wirkt, andererseits auch Unsicherheit besteht, ob die durch IFN-α bewirkte Adhäsion mit der physiologischen Adhäsion vergleichbar ist.

Eine verminderte Abhängigkeit von Wachstumsfaktoren bzw. eine verminderte Reaktivität gegenüber inhibitorischen Zytokine wurden als weitere Ursachen einer deregulierten Proliferation von

CML-Zellen vorgeschlagen, wobei die experimentellen Daten zum Teil widersprüchlich sind. Schließlich gibt es Hinweise auf eine gesteigerte autokrine und parakrine Proliferationsstimulation durch Zytokine, die durch die malignen Progenitoren selbst oder durch Stromazellen des Knochenmarkes verstärkt sezerniert werden.

Weniger gut untersucht als die Mechanismen der malignen Expansion allgemein sind die Mechanismen der veränderten Differenzierung und Reifung von CML-Progenitoren. Ansatzpunkte für eine Erklärung dieser Phänomene sind die beobachtete Kern-Zytoplasma-Reifungsdissoziation sowie Hinweise, dass die bei der CML veränderten proliferativen Eigenschaften die einzelnen differenzierteren zellulären Kompartimente in unterschiedlicher Weise betreffen.

Ein weiteres Charakteristikum der CML ist eine genetische Instabilität des malignen Klons, die offenbar Ursache der regelmäßigen Anhäufung zusätzlicher genetischer Defekte ist, welche regelhaft mit CML-Blastenkrisen assoziiert sind. Diese genetische Instabilität scheint in ursächlichem Zusammenhang mit der BCR-ABL-Translokation zu stehen, wobei die Erforschung der genaueren Zusammenhänge erst an ihrem Anfang steht.

Letztlich zeigt die Fülle der offenen Fragen und entgegengesetzten Hypothesen, dass die Zellbiologie der CML für die Forschung nach wie vor große Herausforderungen bereithält. Noch mehr Beachtung sollte in Zukunft der Tatsache geschenkt werden, dass unter unphysiologischen Bedingungen gewonnene experimentelle Daten nur mit größter Vorsicht auf die tatsächlichen Verhältnisse *in vivo* übertragen werden können.

3.7. Literatur

1. Clarkson BD, Strife A, Wisniewski D, Lambek C, Carpino N (1997): New understanding of the pathogenesis of CML: a prototype of early neoplasia. Leukemia 11, 1404-1428

2. Udomsakdi C, Eaves CJ, Lansdorp PM, Eaves AC (1992): Phenotypic heterogeneity of primitive leukemic hematopoietic cells in patients with chronic myeloid leukemia. Blood 80, 2522-2530

3. Maguer-Satta V, Petzer AL, Eaves AC, Eaves CJ (1996): *BCR-ABL* expression in different subpopulations of functionally characterized Ph$^+$ CD34$^+$ cells from patients with chronic myeloid leukemia. Blood 88, 1796-1804

4. Holyoake T, Jiang X, Eaves C, Eaves A (1999): Isolation of a highly quiescent subpopulation of primitive leukemic cells in chronic myeloid leukemia. Blood 94, 2056-2064

5. Thijsen SFT, Schuurhuis GJ, Oostveen, Ossenkoppele GJ (1999): Chronic myeloid leukemia from basics to bedside. Leukemia 13, 1646-1674

6. Gordon MY, Dazzi F, Marley SB, Lewis JL, Nguyen D, Grand FH, Davidson RJ, Goldman JM (1999): Cell biology of CML cells. Leukemia 13, S65-S71

7. Gordon MY, Goldman JM (1996): Cellular and molecular mechanisms in chronic myekloid leukaemia: biology and treatment. Br.J.Haematol. 95, 10-20

8. Verfaillie CM (1998): Chronic myelogenous leukemia: too much or too little growth, or both? Leukemia 12, 136-138

9. Brümmendorf TH, Holyoake TL, Rufer N, Barnett MJ, Schulzer M, Eaves CJ, Eaves AC, Lansdorp PM (2000): Prognostic implications of differences in telomere length between normal and malignant cells from patients with chronic myeloid leukemia measured by flow cytometry. Blood 95, 1883-1890

10. Dowding CR, Gordon MY, Goldman JM (1986): Primitive progenitor cells in the blood of patients with chronic granulocytic leukemia. Int.J.Cell Cloning 4, 331-340

11. Marley SB, Lewis JL, Scott MA, Goldman JM, Gordon MY (1996): Evaluation of 'discordant maturation' in chronic myeloid leukaemia using cultures of primitive progenitor cells and their production of clonogenic progeny (CFU-GM). Br.J.Haematol. 95, 299-305

12. Verfaillie CM (1998): Adhesion receptors as regulators of the hematopoietic process. Blood 92, 2609-2612

13. Verfaillie CM (1999): Chronic myelogenous leukemia: from pathogenesis to therapy. J.Hematother. 8, 3-13

14. Fruehauf S, Veldwijk MR, Krämer A, Haas R, Zeller WJ (1998): Delineation of cell cycle state and correlation to adhesion molecule expression of human CD34$^+$ cells from steady-state bone marrow and peripheral blood mobilized following G-CSF-supported chemotherapy. Stem Cells 16, 271-279

15. Krämer A, Löffler H, Bergmann J, Hochhaus A, Hehlmann R (2001): Proliferating status of peripheral blood progenitor cell from patients with BCR/ABL-positive chronic myelogenous leukemia. Leukemia 15, 62-68

16. Krämer A, Hörner S, Willer A, Fruehauf S, Hochhaus A, Hallek M, Hehlmann R (1999): Adhesion to fibronectin stimulates proliferation of wild-type and *bcr/abl*-transfected murine hematopoietic cells. Proc.Natl. Acad. Sci.USA. 96, 2087-2092

17. Bazzoni G, Carlesso N, Griffin JD, Hemler ME (1996): Bcr/Abl expression stimulates integrin function inhematopoietic cell lines. J.Clin.Invest. 98, 521-528

18. Ferrajoli A, Fizzotti M, Liberati AM, Grignani F (1996): Chronic myelogenous leukemia: an update on the biological findings and therapeutic approaches. Crit. Rev.Oncol.Hematol. 22, 151-174

19. Faderl S, Talpaz M, Estrov Z, O'Brien S, Kurzrock R, Kantarjian HM (1999): The biology of chronic myeloid leukemia. N.Engl.J.Med. 341, 164-172

20. Deutsch E, Dugray A, AbdulKarim B, Marangoni E, Maggiorella L, Vaganay S, M'Kacher R, Rasy SD, Eschwege F, Vainchenker W, Turhan AG, Bourhis J (2001): BCR-ABL down-regulates the DNA repair protein DNA-PKcs. Blood 97, 2084-2090

Zytologische und histologische Charakterisierung der CML

4. Zytologische und histologische Charakterisierung der CML

> Die chronische myeloische Leukämie (CML), eine Unterform der chronischen myeloproliferativen Erkrankungen (CMPE), ist eine reifzellige Neoplasie der Myelopoese. Somit steht bei ihr, im Gegensatz zu den akuten Leukämien mit bereits initialen Zeichen der Knochenmarkinsuffizienz, die übermäßige Vermehrung und Ausschwemmung vorwiegend reifer Blutzellen im Vordergrund.

Dabei hebt sich die CML durch die vorherrschende Vermehrung der Granulopoese von den anderen CMPE ab (1-3). Es muss jedoch stets daran gedacht werden, dass auch andere CMPE wie die Osteomyelosklerose und die Polycythaemia vera initial durch eine Leukozytose auffallen können.

4.1. Blutbild

Leitbefund der CML sind charakteristische Veränderungen des peripheren Blutbildes, die oft genug bereits die Diagnose erlauben. Kennzeichnend ist eine langsam zunehmende Leukozytose jenseits des oberen Normalwertes von 10.000/µl. Die Leukozyten können erheblich ansteigen, ohne dass der Patient irgendwelche Symptome spürt. Die Frage der initialen Leukozytenzahl hängt also ab von dem Zeitpunkt, an dem die Krankheit diagnostiziert wird. Bereits Leukozyten von 10-20.000/µl, die nicht anderweitig klinisch erklärt werden können (z.B. Infekte, paraneoplastisches Syndrom), sollten Anlass zur hämatologischen Abklärung (Knochenmarkpunktion) geben. Wichtig in diesem Zusammenhang ist die sog. Leukozytenverdoppelungszeit, d.h. der Zeitraum, in dem die Leukozytenzahl auf das Doppelte ihres Ausgangswertes ansteigt. Diese liegt bei CML im Bereich von mehreren Monaten, doch auch wenn die Leukozyten im Verlauf nicht weiter ansteigen, ist an eine CML zu denken bzw. kann diese Diagnose nicht ausgeschlossen werden. Die Diagnose einer CML ist von dem ärztlichen Versorgungsstand der Bevölkerung abhängig. So wurden im älteren Schrifttum sehr hohe initiale Leukozytenzahlen beschrieben, oft um 50.000 bis 300.000/µl, in Einzelfällen bis 700.000/µl. Spontane zyklische Schwankungen der peripheren Leukozytenzahl wurden beobachtet (4;5). Heute gehört die Anfertigung eines Blutbildes zum Routine-Screening einer jeden ärztlichen Untersuchung, infolgedessen wird die Diagnose bei weit geringeren Leukozytosen gestellt, oft handelt es sich um eine Zufallsdiagnose. Es sei darauf hingewiesen, dass im allgemeinen erst Leukozytenwerte über 200-300.000/µl auch klinische Symptome erzeugen können, es kommt zur intravasalen Leukostase.

Es ist jedoch bezüglich des Blutbildes nicht die Leukozytose allein, die an eine CML denken lässt, ebenso wichtig ist der Anstieg der Thrombozyten über deren Normalwert von 400.000/µl hinaus. Wenn neben den Leukozyten auch die Thrombozyten erhöht sind, spricht das um so mehr für das Vorliegen einer CML. Gelegentlich steht eine alleinige Thrombozytose am Anfang dieser Krankheit, ebenso wie diese Ausdruck einer beginnenden Polycythaemia vera oder einer essentiellen Thrombozythämie sein kann. Die Thrombozytenzahl eignet sich insbesondere auch zur Abgrenzung von infektbedingten Leukozytosen, denn dort werden diese eher normal oder erniedrigt sein. Dasselbe gilt für die Hämoglobinkonzentration. Bei beginnender CML ist das Hämoglobin charakteristischerweise normal.

Wie sich die quantitativen Blutbildwerte im Spontanverlauf der CML verhalten, kann heute kaum mehr ermessen werden, denn keine CML bleibt ohne Behandlung, durch die diese Werte wesentlich beeinflusst werden. Aus älteren Erfahrungen vor der Einführung von Busulfan (vor 1950) wissen wir jedoch, dass im Spätstadium der Krankheit nicht nur die Leukozyten wie oben beschrieben immens ansteigen, sondern dass dann auch zunehmend eine Thrombozytopenie und Anämie in Erscheinung tritt.

4.2. Blutausstrich

Für die Diagnose der CML kommt dem Differenzialblutbild allergrößte Bedeutung zu. Differenzialblutbilder werden heute in der Routinediagnostik meist "automatisch" erstellt, wobei es dadurch im wesentlichen gelingt, Granulozyten, Monozyten und Lymphozyten voneinander zu unterscheiden

4.2. Blutausstrich

und weitere, nicht näher einzuordnende Zellen davon abzugrenzen. Für die Sicherung der CML-Diagnose hingegen ist das mikroskopisch erstellte Differenzialblutbild erforderlich. Der Leitbefund ist die "Linksverschiebung" der Granulozyten. Der Blutausstrich zeigt alle Reifungsstufen der Granulozytopoese, so wie wir es sonst nur im Knochenmark sehen (☞ Abb. 4.1). Dominierend sind die Segmentkernigen und die Stabkernigen, in abnehmender Zahl folgen die Metamyelozyten, Myelozyten, Promyelozyten und Myeloblasten (3;6). Die gesamte granulozytopoetische Reifungsreihe zeigt zytologisch keinerlei Auffälligkeiten, d.h. diese Zellen unterscheiden sich nicht von denjenigen der normalen Granulopoese. Der einzige morphologische Unterschied zu den normalen Verhältnissen liegt darin, dass diese Zellen eine verminderte Aktivität der alkalischen Leukozytenphosphatase aufweisen. Diese "Linksverschiebung" ist nicht pathognomisch, sie wird auch bei infektbedingter und paraneoplastischer Leukozytose beobachtet. Bei Infekt findet man darüber hinaus unter Umständen eine "toxische Granulation", die bei CML nicht zu sehen ist.

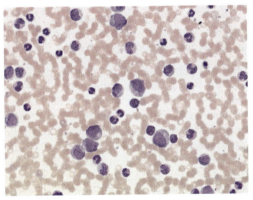

Abb. 4.1: Blutbild (Pappenheimfärbung) in der chronischen Phase der CML.

Neben den neutrophilen können auch die basophilen und eosinophilen Granulozyten ebenso wie die Monozyten vermehrt sein. In seltenen Fällen stehen die Eosinophilen ganz im Vordergrund. Man hat daher früher von einer "Eosinophilenleukämie" gesprochen und diese von anderen CMPE abzugrenzen versucht. Da auch hierbei das Ph-Chromosom und die BCR-ABL-Translokation nachweisbar ist, handelt es sich nur um eine besondere Spielart der CML. Einem hohen Anteil von Basophilen wird ein schlechter prognostischer Einfluss zugemessen, in Einzelfällen geht eine isolierte Basophilie dem klinischen Vollbild der CML voraus (7).

Ein weiteres zytologisches Kriterium, das für die Diagnose einer CML spricht, ist die "Thrombozytenanisozytose". Normalerweise handelt es sich bei den im Blutausstrich zu sehenden Thrombozyten um recht kleine Partikel ("Blutplättchen") mit unregelmäßiger Oberfläche, sie sind hell- bis mittelbasophil und zeigen eine rötlich schimmernde Granulierung. Bei CML findet man häufig neben diesen kleinen auch größere Thrombozyten, sie können die Größe von Erythrozyten erreichen. Ferner findet man eine eigentümliche Degranulierung der Thrombozyten. Es kann zu Thrombozytenfunktionsstörungen kommen, die "Klebrigkeit" der Thrombozyten und damit ihre Funktion im Rahmen der Blutstillung nimmt ab, wodurch erklärbar wird, dass bei CML trotz hoher Thrombozytenzahlen gelegentlich Blutungen auftreten. Die Zytologie der Erythrozyten hingegen ist im Blutausstrich bei beginnender CML normal. Erst in späteren Stadien wird eine Anisozytose und Poikilozytose beobachtet, nicht hingegen eine Polychromasie. Das Auftreten von Normoblasten im Blut im Sinne einer extramedullären Blutbildung ist für die CML nicht charakteristisch. Sofern Normoblasten zu sehen sind, muss eher an eine Osteomyelosklerose gedacht werden.

Während der chronischen Phase der CML liegt der Anteil von Myeloblasten meist unter 10 %, der von Promyelozyten und Myeloblasten unter 20 %. Ein Anteil über 30 % kennzeichnet den Beginn einer terminalen Blastenkrise (3;7;8). Die Anteile der Blasten, Basophilen und Eosinophilen im peripheren Blut zum Diagnosezeitpunkt sind wichtige Faktoren des Prognosescores nach Hasford (9). Ein Anteil von Basophilen oder Eosinophilen von mehr als 20 % im peripheren Blut gilt als ein Kriterium der Akzeleration der CML (7;8;10). Jetzt können granulopoetische Zellen auch durchaus Atypien aufweisen und etwa Pseudo-Pelger-Zellen bilden. Das eindeutigste Kriterium für das Vorliegen eines terminalen Blastenschubes ist jedoch das Auftreten von "undifferenzierten Blasten" im Blut. Es ist bekannt, dass es im Verlaufe der CML zusätzlich zu dem Ph-Chromosom zu weiteren Chromosomenanomalien kommt. Das morphologische Korrelat für diese Genschädigung sind ganz ungewöhnliche Zellen, die nicht mehr zytologisch eingeordnet werden können. Zum Teil haben sie den Charakter von lymphatischen, zum Teil von myeloischen (granulopoetischen) Zellen. Man unterscheidet danach den lymphatischen von dem myeloischen Blastenschub. Blastenschübe können auch außerhalb von Blut und Knochenmark auftreten, beispielsweise in den großen Körperhöhlen oder in den Meningen.

4.3. Knochenmarkpunktion

Bei der Knochenmarkpunktion von Patienten mit CMPE ist besonders darauf zu achten, dass diese mit der erforderlichen Vorsicht und möglichst schmerzarm durchgeführt wird, da in der Folgezeit immer wieder Repunktionen erforderlich sein werden. Sofern der Patient bereits bei der ersten Punktion zu stark traumatisiert wird, dürfte es im allgemeinen schwierig werden, die Zustimmung zur zweiten und dritten Punktion zu erhalten. Die Knochenmarkpunktion sollte nur am hinteren Beckenkamm durchgeführt werden, da sie mit einer Knochenmarkstanze zu kombinieren ist. Die simultane histologische Untersuchung ist bei allen CMPE angezeigt, um eine Aussage über die Zellularität und den Fasergehalt des Knochenmarks zu gewinnen.

werden. Anleitungen dazu geben die einschlägigen hämatologischen Lehrbücher. Charakteristischerweise wird bei CML bei der Punktion viel Material gewonnen. Die nach Pappenheim gefärbten Markbröckelausstriche erlauben häufig bereits bei makroskopischer Betrachtung einen Rückschluss darauf, ob eine CML vorliegt oder nicht. Bei typischer CML ist die hämopoetische Zelldichte so stark erhöht, dass das gefärbte Material auf dem Objektträger dunkelblau aussieht. Die Masse des blutbildenden Markes ist bei CML maximal vermehrt, dies führt zu seiner Expansion in die Fettmarkräume der großen Röhrenknochen.

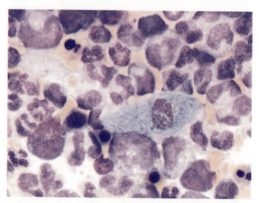

Abb. 4.3: "Seeblauer Histiozyt" im Knochenmarkaspirat bei CML (Pappenheimfärbung)

Im mikroskopischen Bild ist bereits in der Übersicht die stark gesteigerte Hämatopoese zu erkennen, und zwar nicht dadurch, dass die Zahl der hämatopoetischen Zellen erhöht ist (worüber man im Einzelfall streiten kann), sondern durch die Verminderung der Fettzellanteile innerhalb der Markbröckel. Man muss in diesem Zusammenhang die "hyperplastische" von der "infiltrierenden" Hämatopoese unterscheiden: Bei ersterer bleibt trotz Zellvermehrung die Markarchitektur erhalten, die Fettzellen sind erkennbar, bei letzterer geht die normale Markarchitektur verloren, die Hämatopoese "infiltriert" und destruiert das Knochenmark, so wie wir es ja auch bei Karzinomen und Sarkomen in den entsprechenden Organen kennen.

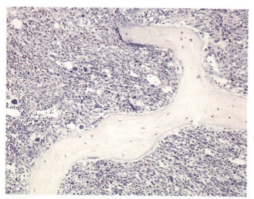

Abb. 4.2: KM-Histologie (Giemsa-Färbung) in der chronischen Phase der CML.

Von dem in einer Spritze aspirierten Knochenmarkpunktat müssen "Markbröckelausstriche" erstellt werden, es genügt nicht, das Aspirat (wie einen Blutausstrich) im Sinne eines Knochenmarkblutausstriches herzustellen. Die in dem Aspirat enthaltenen Bröckel müssen aufgefangen, von Knochenmarkblut befreit und dann ausgestrichen

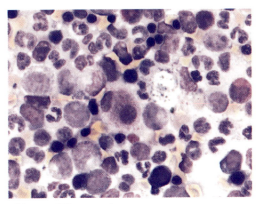

Abb. 4.4: Mikromegakaryozyt.

Entsprechend der im Blutbild zu beobachtenden Leukozytose dominiert auch im Knochenmark die neutrophile Granulopoese, die bis zu 90 % der Markzellen ausmachen kann. Häufig ist gleichzeitig die basophile oder auch die eosinophile Reihe vermehrt, wobei auch im Knochenmark ein hoher Anteil Basophiler auf eine ungünstige Prognose hinweisen soll (3;7;11). Der Granulopoese / Erythropoese (G/E)-Index kann von normal 2-3:1 auf 10-50:1 erhöht sein. Wie im peripheren Blut erscheinen alle Reifungsstufen der Granulopoese in normaler Ausreifung, d.h. eine Linksverschiebung mit erhöhtem Anteil von Myelozyten und Promyelozyten oder auch Einzelzellatypien sind für die CML nicht charakteristisch. Es sei darauf hingewiesen, dass im Knochenmark bei CML auch die Monozytopoese stark gesteigert sein kann. Angesichts der massiven granulozytopoetischen Hyperplasie wird das manchmal übersehen, die Promonozyten und Monoblasten werden dann der Granulopoese zugeordnet. Von dem hohen Anteil an Monozyten und deren Vorstufen bei CML kann man sich überzeugen, indem man eine unspezifische Esterasereaktion durchführt. Eine große Bedeutung insbesondere für die Prognose kommt dem Nachweis von "undifferenzierten Blasten" im Knochenmark zu. Der Anteil dieser Zellen ist stets genau anzugeben, weshalb bei dieser Krankheit die Knochenmarkdifferenzierung unabdingbar ist. Praktischerweise werden 200 Knochenmarkzellen ausgezählt und der Prozentsatz von Blasten wird errechnet. Es ist darauf zu achten, dass diese Zellen an verschiedenen Stellen des Präparates gezählt werden. Die Blasten haben einmal mehr lymphoiden, zum anderen einen mehr myeloischen Charakter, oft sind sie jedoch biphänotypisch oder undifferenziert und können den normalen hämopoetischen Zellreihen nicht eindeutig zugeordnet werden.

Die Erythropoese zeigt im allgemeinen keine Auffälligkeiten, die üblicherweise vorkommenden Proerythroblasten und Makroblasten reifen zu orthochromatischen Normoblasten aus. In Relation zur dominierenden Granulopoese wirkt sie stets verdrängt (3;6). Die Quantifizierung der Erythropoese hat eine große Bedeutung in Hinsicht auf die Abgrenzung der CML gegenüber der Polycythaemia vera. Bei letzterer ist der G/E-Index normal, während bei der CML dieser wie oben beschrieben stark zugunsten der Granulopoese verschoben ist.

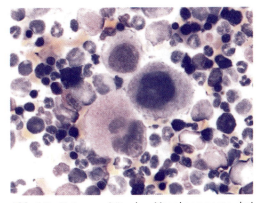

Abb. 4.5: Heterogenität der Megakaryopoese bei CML.

Der Beurteilung der Megakaryozyten kommt bei der Diagnostik der CML eine große Bedeutung zu. In das zelldichte Knochenmark sind meist zahlreiche Megakaryozyten eingestreut. Diese sind auch innerhalb der Markbröckel gut erkennbar, sie lassen sich schlechter ausstreichen als die kleineren Knochenmarkzellen. Häufig beobachtet man gerade am Rand von Markbröckeln ganze Ansammlungen von Megakaryozyten (sog. Cluster, Abb. 4.6). Eine Hypersegmentierung der Zellkerne ist nicht charakteristisch. Dagegen sieht man charakteristischerweise die sogenannten Mikromegakaryozyten (☞ Abb. 4.4) (6;12;13). Sie entsprechen trotz ihres kleinen Zellvolumens einer fortgeschrittenen Reifungsstufe. Während der normale Megakaryozyt einen einzigen Kern besitzt, der allerdings stark gelappt ist, weisen Mikromegakaryozyten (oder Mikrokaryozyten) 1-3 voneinander getrennte Einzelkerne auf, die häufig oval und chromatindicht sind. Das Zytoplasma ist eher schmal und zeigt wenige azurophile Granula. Mikromegakaryozyten entstehen durch eine verminderte Polyploidisierung der Megakaryozyten während ihrer Reifungsphase. Diese Störung der Polyploidisierung ist Folge des Stammzelldefektes bei der CML. Zytophotometrische Untersuchungen des DNA-Gehaltes ergaben eine Häufung der Megakaryozyten in der 8c- und der 16c-Reifungsstufe. Hyperploide Formen (bis 64c) werden bei der CML im Gegensatz zu anderen CMPE kaum gefunden (12).

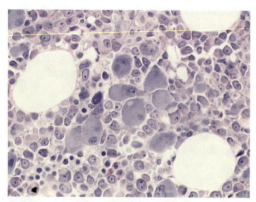

Abb. 4.6: Megakaryozytencluster in der Knochenmarkhistologie bei akzelerierter CML (Giemsafärbung).

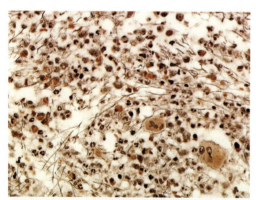

Abb. 4.7: Mäßige Vermehrung retikulärer Fasern bei CML in chronischer Phase (Knochenmarkhistologie, Gomori-Färbung).

Weiterhin können, wenn auch in seltenen Fällen, im Knochenmark bei CML retikuläre Zellen auftreten, mit großem meist ovalen Kern und breitem Zytoplasma, das sich in der Pappenheim-Färbung hellblau anfärbt. Diese Zellen werden als seeblaue Histiozyten oder Pseudo-Gaucher-Zellen (☞ Abb. 4.3) bezeichnet. Es soll sich um kristalline Ablagerungen phagozytierten Membranmaterials handeln. Im polarisierten Licht zeigen die Zellen eine Doppelbrechung, eine Eigenschaft, die den mit Lipiden beladenen echten Gaucherzellen fehlt (☞ Abb. 4.3)(13-15).

4.4. Knochenmarkstanzbiopsie

In Ergänzung zu Blutbild, Blutausstrich und Knochenmarkpunktion bietet die Knochenmarkstanzbiopsie, üblicherweise nach der Technik nach Jamshidi am Beckenkamm gewonnen, wertvolle Hinweise für die Zuordnung der CMPE. Im Gegensatz zur Knochenmarkzytologie lässt die Histologie eine topographische Beurteilung des Knochenmarks zu. Die Markarchitektur, der Fasergehalt, die genaue Verteilung der hämopoetischen Zellreihen und des Knochenmarkstromas, die Reaktion der Spongiosa werden der Befundung zugänglich. Wie oben erwähnt, ist für die Diagnosestellung der CML unter Umständen bereits das Blutbild einschließlich Differenzialblutbild ausreichend. Die Knochenmarkzytologie wird die Verdachtsdiagnose absichern und dient im übrigen der Verlaufsbeurteilung unter Therapie, der frühzeitigen Feststellung der Akzeleration und insbesondere des terminalen Blastenschubes (☞ Abb. 4.8 und 4.9). Die Knochenmarkhistologie schließlich dient der differenzialdiagnostischen Abgrenzung gegenüber anderen Formen der CMPE, insbesondere der Osteomyelosklerose und –fibrose, und der Verlaufsbeurteilung insofern, als damit der Übergang in ein Osteomyelosklerose-Syndrom frühzeitig erkannt werden kann. Eine Knochenstanzbiopsie ist somit stets im Rahmen der Primärdiagnostik erforderlich und sollte in ein- bis zweijährigen Abständen wiederholt werden. Ebenso ist sie bei Therapieumstellungen und vor Knochenmarktransplantation angezeigt (5;16-19).

4.4. Knochenmarkstanzbiopsie

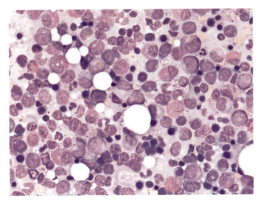

Abb. 4.8: Knochenmarkzytologie bei erheblicher Akzeleration der CML mit Eosinophile und Blastenvermehrung (Pappenheimfärbung).

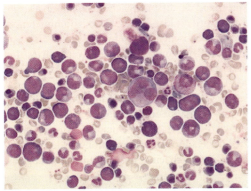

Abb. 4.9: Knochenmarkzytologie bei Blastenkrise der CML (Pappenheimfärbung).

Kennzeichnend für das histopathologische Bild der CML in chronischer Phase ist ein ausgeprägt hyperzelluläres Knochenmark mit nahezu vollständigem Schwund der Fettzellen (☞ Abb. 4.2) (16;18;20). Was das hämopoetische Zellbild betrifft, entspricht dieses natürlich demjenigen der Knochenmarkausstriche. Im Vordergrund steht die hochgradig vermehrte, überwiegend neutrophile Granulopoese, die alle Reifungsstufen aufweist und bis zu den Segmentkernigen ausreift. Die unreiferen frühen Formen liegen dabei gehäuft in den peritrabekulären und perivaskulären Proliferationskompartimenten, die späten Reifungsstadien und die Segmentkernigen mehr in den zentralen Markabschnitten, in Nähe der Marksinus. Die anteilsmäßig verminderte, normal ausreifende Erythropoese liegt ebenfalls bevorzugt markzentral. Eine deutlich verminderte Erythropoese, oft

infolge einer starken Faservermehrung, gilt als prognostisch ungünstiges Zeichen (16;17;21).

Die Zahl, Verteilung und Form der Megakaryozyten ist variabel. Zumeist sind sie leicht vermehrt, wobei bevorzugt kleinere Formen (etwa 80 % der Größe von Megakaryozyten im Gesunden) anzutreffen sind (☞ Abb. 4.5). Schwieriger als in der Zytologie sind die "echten" Mikromegakaryozyten abzugrenzen, weil durch die Schnittführung im dreidimensionalen histologischen Präparat viele Megakaryozyten tangential getroffen werden und so bei entsprechender "Kappung" größerer Megakaryozyten "falsche" Mikromegakaryozyten vorgetäuscht werden können. Hilfreich zur Abgrenzung ist hier die Bewertung des Zytoplasmas, das bei Mikromegakaryozyten ausgereift mit leichter Eosinophilie sein muss, auch sollte der Mikromegakaryozyt nicht wesentlich über die Größe eines Promyelozyten (Durchmesser ca. 25 μm) hinausgehen (6). Die Megakaryozyten können diffus und/oder fokal verteilt sein. Bei etwa 5 % der CML Patienten wird eine ausgeprägte Vermehrung pleomorpher Megakaryozyten gesehen, die dann auch in eng aneinandergefügten Verbänden (Cluster) vorliegen. Dieses Phänomen kann auf die Akzeleration der Erkrankung hinweisen (16;18).

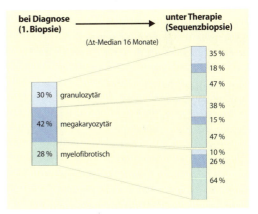

Abb. 4.10: Histologische Subtypen (Köln-Klassifikation) und ihre Veränderungen unter Interferon und Chemotherapie bei 173 CML-Patienten (nach (16)).

Bei der histologischen Diagnostik der CML führen wir obligatorisch die Gomori-Färbung zur Darstellung des Retikulin- und Kollagenfasernetzes durch. Während der chronischen Phase der CML besteht im Regelfall ein normales feinnetziges Retikulinfasergerüst (☞ Abb. 4.7). Bei Progression kann dieses in eine dichte, jetzt auch diffuse Retikulinfibrose übergeht, was an einer jetzt auftretenden Punctio sicca zu erkennen ist. Zusätzlich kann es zur Ausbildung von Kollagenfasern innerhalb des Markes kommen, wie sie für die Osteomyelofibrose/-sklerose typisch ist. Besonders in Anbindung an Megakaryozytenanhäufungen kann die Retikulinfibrose verstärkt sein, wahrscheinlich als reaktives Phänomen des Knochenmarkstromas auf bestimmte Mediatoren (z.B. TGF-β, PDGF-4) aus den Megakaryozyten (16;18;19;22).

Eine Vermehrung der Speichermakrophagen, entweder in Form der bereits genannten Pseudo-Gaucher-Zellen bzw. der seeblauen Histiozyten, ist auch histologisch erkennbar. Durch immunhistologische Markierung des CD68-Antigens lassen sich ortsständige Knochenmarkmakrophagen im Parraffin-eingebetteten Präparat noch genauer abgrenzen. Ihre prognostische Bedeutung ist noch nicht geklärt; denkbar ist, dass sie über verstärkte Phagozytoseaktivität den Anteil leukämisch transformierter Knochenmarkzellen reduzieren helfen (23). Typische histologische Befunde der CML sind in Tab. 4.1 zusammengefasst (zitiert nach (16)).

4.5. Klassifikation der CML nach histologischen Kriterien

Das variable Erscheinungsbild der CML erlaubt die Zuordnung histologischer Subtypen, die vor allem nach dem Fasergehalt und der Megakaryopoese unterschieden werden. Die prognostische Wertigkeit dieser Untergruppen ist noch nicht abschließend geklärt. In Deutschland wurden als Einteilungsschemata die *Hannover-Klassifikation* der CML nach *Georgii et al.* (22) und die histologische Typisierung nach *Thiele et al.* (16) (*Köln-Klassifikation*) vorgeschlagen.

In der Klassifikation nach *Thiele et al.* werden der klassische granulozytäre Subtyp von einem megakaryozytenreichen, einem myelofibrotischen und dem überlappenden Subtyp unterschieden. Entsprechend der ursprünglichen *Hannover-Klassifikation* wird die klassische CML mit dominierender granulopoetischer Proliferation (CML-CT) von zwei Subtypen mit zunehmend vermehrter und atypischer Megakaryopoese (CML-MI, CML-MP), drei Untergruppen mit zunehmender Verfaserung (CML-EMS, CML-MS, CML-AMF) und einem überlappenden Subtyp (CML-OT) abgegrenzt (☞ Tab. 4.2). Diese ursprünglichen Kategorien der Hannover-Klassifikation wurden in jüngster Zeit durch eine andere Einteilung abgelöst

	CML (n=604)	Gesunde Kontrollen (n=25)
Zelldichte (%)	98,5 ± 2,7	47,3 ± 12
Argyrophile Fasern (i x 10^2) (*Intersektionsmethode: Schnittpunktintersektionen (i) pro mm^2, gemessen anhand eines im Okular eingebrachten Gitternetzes*)	38 ± 22 (5-146)	8 ± 3 (2-11)
Megakaryopoese		
Total (CD61+)	81 ± 78 (3-744)	24 ± 6 (14-34)
Reife Subpopulation (PAS+)	52 ± 51 (3-404)	15 ± 3 (0-23)
Erythropoese x 10^2	4,3 ± 3,1 (0,2- 18,4)	14,6 ± 3,1 (7-19)
Makrophagen x 10^2		
Total (CD68+)	3,0 ± 0,9 (0,8-5,9)	3,7 ± 0,9 (3,1–4,2)
Pseudo-Gaucherzellen (%)	30	–
Eisenspeichernde Subpopulation	35	95

Tab. 4.1: Histochemisch-morphometrische Befunde der Knochenmarkhistologie von CML-Patienten, retrospektive Analyse (nach (16)).
Die Daten (Mittelwert ± s, Bereich in Klammern) beziehen sich auf mm^2 Markfläche (Hämatopoese und Fettmark).

(18), die nun den Gehalt an Blasten, den Fibrosierungsgrad und die Megakaryozytenbeteiligung in je vier Ausprägungsarten unterscheidet (☞ Tab. 4.3).

Mehrere Arbeitsgruppen werten vor allem die Myelofibrose als Hinweis auf einen schlechten Krankheitsverlauf (19;24-27), besonders bei Knochenmarktransplantations-Patienten (28) und solchen mit stark erniedrigter Erythropoese (29). Eine gesteigerte Megakaryopoese soll die Fibrose fördern (30;31) und wird somit ebenfalls als ungünstiger Prognosefaktor diskutiert (15;25). Die histologischen Subtypen der CML können im Verlauf, insbesondere auch unter dem Einfluss verschiedener Therapien, ineinander übergehen. So geht der granulozytenreiche Subtyp häufig in ein myelofibrotisches Stadium über, wobei oft ein Anstieg der Megakaryozytenzahl der Fibrosebildung vorangeht. Es wird kontrovers diskutiert, ob eine Interferontherapie diesen Prozess befördert (16). Selten nur, meist unter dem Einfluss zytostatischer Therapie, z.B. mit Hydroxyurea oder Cytarabin, wandelt sich ein myelofibrotisches oder megakaryozytenreiches in ein granulozytenreiches Stadium um. In Abb. 4.10 sind Veränderungen von nach der *Köln-Klassifikation* unterteilten histologischen Subtypen unter Therapie bei 173 retro-

Köln-Klassifikation (16)	%	Hannover-Klassifikation (18; 19; 22)	%
Granulozytärer Typ	32,9	CML-CT (common type)	48,2
Megakaryozytenreicher Typ	39,1	CML-MI (megakaryocytic involvement)	8,9
		CML-MP (megakaryocytic predominance)	3,3
Myelofibrotischer Typ	28,0	CML-EMS (early myelofibrosis)	15,1
		CML-MS/MF (myelosclerosis/myelofibrosis)	7,1
		CML-AMF (advanced myelofibrosis)	2,2
Überlappende Suptypen	-	CML-OT (overlapping type)	15,2

Tab. 4.2: Klassifikation der CML in histologische Untergruppen: Vergleich der ursprünglichen Hannover-Klassifikation und der Köln-Klassifikation bei 604 retrospektiv morphometrisch ausgewerteten Patienten (nach (16)).

Parameter	Grad	Definition		Verteilung in % (n=1323)
Blasten	EB 0/1	< 20 % der Zellen		89,6
	EB 2	20-30 % der Zellen		5,0
	EB 3	> 30 % der Zellen (Blastenkrise)		3,3
	EB x	nicht klassifizierbar		2,0
Fibrose	MF 0	keine Fibrose		77,4
	MF 1	beginnende Fibrose		11,1
	MF 2	fortgeschrittene Fibrose		4,2
	MF 3	Myelofibrose und Osteosklerose		4,1
	MF x	nicht klassifizierbar		3,3
Megakaryozytenbeteiligung		Numerische Dichte	Pleomorphie	
	MI 0	normal	niedrig	49,3
	MI 1	leicht erhöht	niedrig	13,3
	MI 2	deutlich erhöht	niedrig	29,7
	MI 3	exzessiv erhöht	eindeutig	5,0
	MI x	nicht klassifizierbar		2,7

Tab. 4.3: Einteilung der CML nach Blastengehalt, Fibrosierungsgrad und Megakaryozytenbeteiligung in der Histologie, Verteilung der Kategorien bei 1323 Patienten (nach (18)).

spektiv untersuchten Patienten dargestellt (zitiert aus Thiele et al. (16)).

Das zunehmende Verständnis der funktionellen und morphologischen Zusammenhänge bei der CML lässt erwarten, dass histologische Parameter des Knochenmarks zur Weiterentwicklung der gängigen Prognose-Scores (z.B. Hasford-Score (9)) beitragen können.

4.6. Literatur

1. Michiels, J. J. (1996). The myeloproliferative disorders. An historical appraisal and personal experiences. Leuk.Lymphoma 22 Supp.1, 1-14

2. Hochhaus, A., Hehlmann, R. (1997). Chronische myeloproliferative Erkrankungen. *In* "Hämatologie/Onkologie" (P. C. Ostendorf, S. Seeber, Eds.), pp. 265-283. Urban & Schwarzenberg, München.

3. Enright, H., McGlave, P. (1995). Chronic myelogenous leukemia. Curr.Opin.Hematol. 2, 293-299

4. Hehlmann, R. (1996). Die chronische myeloische Leukamie. Ther.Umschau 53, 82-87

5. Hehlmann, R., Hochhaus, A. (1998). Diagnostik und Therapie der CML. Onkologie 4, 798-807

6. Queißer, W. (1978). Das Knochenmark. Morphologie – Funktion - Diagnostik. Stuttgart, Thieme.

7. Sokal, J. E., Baccarani, M., Russo, D., Tura, S. (1988). Staging and prognosis in chronic myelogenous leukemia. Semin.Hematol. 25, 49-61

8. Ross, D. W., Brunning, R. D., Kantarjian, H. M., Koeffler, H. P., Ozer, H. (1993). A proposed staging system for chronic myeloid leukemia. Cancer 71, 3788-3791

9. Hasford, J., Pfirrmann, M., Hehlmann, R., Allan, N. C., Baccarani, M., Kluin-Nelemans, J. C., Alimena, G., Steegmann, J. L., Ansari, H. (1998). A new prognostic score for survival of patients with chronic myeloid leukemia treated with interferon alfa. J.Natl.Cancer Inst. 90, 850-858

10. Zankovich, R., Schilling, H., Thiele, J., Kvasnicka, H. M., Diehl, V. (1989). The prognostic significance of the differential blood count in patients with chronic myeloid leukemia. Med.Klin. 84, 373-377

11. Sokal, J. E., Cox, E. B., Baccarani, M., Tura, S., Gomez, G. A., Robertson, J. E., Tso, C. Y., Braun, T. J., Clarkson, B. D., Cervantes, F., Rozman, C. (1984). Prognostic discrimination in "good-risk" chronic granulocytic leukemia. Blood 63, 789-799

12. Renner, D., Queißer, W. (1988). Megakaryocyte polyploidy and maturation in chronic granulcytic leukemia. Acta Haemat. 80, 74-78.

13. Queißer, W., Hartung, G., Ansari, H., Hehlmann, R., and the German CML Study Group. (1992). Prognostic Relevance of Peripheral Blood Counts and Bone Marrow Cytology in Chronic Myeloid Leukemia (CML). Onkologie 15, 480-489.

14. Kelsey, P. R., Geary, C. G. (1988). Sea-blue histiocytes and Gaucher cells in bone marrow of patients with chronic myeloid leukaemia. J.Clin.Pathol. 41, 960-962

15. Thiele, J., Kvasnicka, H. M., Zankovich, R., Fischer, R., Diehl, V. (1991). Parameters of predictive value in chronic myeloid leukemia - the prognostic impact of histopathological variables in a multivariate regression analysis. Leuk.Lymphoma 4, 63-74

16. Thiele, J., Kvasnicka, H. M. (2000). Histologische und hämatologische Befunde bei der CML. Pathologe 21, 39-51.

17. Kvasnicka, H. M., Thiele, J. (2000). Prognostische Faktoren und Überlebenszeiten bei chronischen myeloproliferativen Erkrankungen (CMPE). Pathologe 21, 63-72.

18. Georgii, A., Büsche, G., Kreft, A. (1998). The histopathology of chronic myeloproliferative diseases. Baillieres Clin.Haematol. 11, 721-749.

19. Büsche, G., Buhr, T., Georgii, A. (1995). Histopathology of chronic myeloid leukemia in diagnostic biopsies of bone marrow. Pathologe 16, 70-74

20. Georgii, A. (1979). Histopathology of bone marrow in human chronic leukemias. Hamatol.Bluttransfus. 23, 59-70

21. Thiele, J., Thienel, C., Zankovich, R., Fischer, R. (1988). Prognostic features at diagnosis of chronic myeloid leukaemia with special emphasis on histological parameters. Med.Oncol.Tumor.Pharmacother. 5, 49-60

22. Buhr, T., Georgii, A., Choritz, H. (1993). Myelofibrosis in chronic myeloproliferative disorders. Incidence among subtypes according to the Hannover Classification. Pathol.Res.Pract. 189, 121-132

23. Kvasnicka, H. M., Thiele, J. (2000). Apoptose und Proliferation im Knochenmark bei chronischen myeloproliferativen Erkrankungen - biologische und prognostische Bedeutung. Pathologe 21, 55-62.

24. Thiele, J., Titius, B. R., Kopsidis, C., Fischer, R. (1992). Atypical micromegakaryocytes, promegakaryoblasts and megakaryoblasts: a critical evaluation by immunohistochemistry, cytochemistry and morphometry of bone marrow trephines in chronic myeloid leukemia and myelodysplastic syndromes. Virchows Arch.B.Cell Pathol. 62, 275-282

25. Thiele, J., Kvasnicka, H. M., Fischer, R. (2000). Bone marrow histopathology in chronic myelogenous leukemia (CML)- evaluation of distinctive features with clinical impact. Histology and Histopathology 15, 335

26. Georgii, A., Buhr, T., Büsche, G., Kreft, A., Choritz, H. (1996). Classification and staging of Ph-negative myeloproliferative disorders by histopathology from bone marrow biopsies. Leuk.Lymphoma 22 Supp.1, 15-29

27. Kunieda, Y. (1993). The cellular and molecular-biological studies on Philadelphia chromosome-positive acute lymphocytic leukemia. Hokkaido.Igaku.Zasshi. 68, 337-349

28. Thiele, J., Kvasnicka, H. M., Beelen, D. W., Pilgram, B., Rose, A., Leder, L. D., Schaefer, U. W. (2000). Erythropoietic reconstitution, macrophages and reticulin fibrosis in bone marrow specimens of CML patients following allogeneic transplantation. Leukemia 14, 1378-1385.

29. Thiele, J., Hoefer, M., Kvasnicka, H. M., Bertsch, H. P., Zankovich, R., Fischer, R. (1993). Erythropoiesis in CML—immunomorphometric quantification, PCNA-reactivity, and influence on survival. Hematol.Pathol. 7, 239-249

30. Thiele, J., Kvasnicka, H. M., Fischer, R., Diehl, V. (1997). Clinicopathological impact of the interaction between megakaryocytes and myeloid stroma in chronic myeloproliferative disorders: a concise update. Leuk.Lymphoma 24, 463-481

31. Buhr, T., Choritz, H., Georgii, A. (1992). The impact of megakaryocyte proliferation of the evolution of myelofibrosis. Histological follow-up study in 186 patients with chronic myeloid leukaemia. Virchows Arch.A.Pathol.Anat.Histopathol. 420, 473-478

Medikamentöse Therapie

5. Medikamentöse Therapie

5.1. Geschichtlicher Überblick

Seit den ersten Beobachtungen von Minot et al. (1924 (1)) wurden während der vergangenen 75 Jahre Fortschritte in der Therapie der CML nur langsam gemacht. Die mediane Überlebenszeit aller CML-Patienten unbehandelter Patienten lag bei 31 Monaten (1) und konnte etwa verdoppelt werden. Dies beruht in erster Linie auf der Verlängerung der chronischen Phase durch symptomatische Maßnahmen und auf Langzeitremission nach allogener Stammzelltransplantation bei einem Teil der Patienten. Die Blastenkrise ist unter Chemotherapie in vielen Fällen therapierefraktär und prognostisch infaust.

In der ersten Hälfte des 20. Jahrhunderts wurde die CML gewöhnlich mit ionisierender Bestrahlung behandelt (2). Eine Verbesserung des Überlebens wurde damit nicht erreicht, subjektive Symptome, wie z.B. Splenomegalie-bedingte Beschwerden, konnten gelindert werden. Die 1950er bis 1980er Jahre waren durch die Gabe von Monochemotherapien, insbesondere von Alkylanzien, wie Busulfan, und von Antimetaboliten gekennzeichnet. Seit 1966 wird Hydroxyurea eingesetzt und ist bis heute das Standardchemotherapeutikum der CML. In den 80er Jahren des 20. Jahrhunderts kam nach ersten zytogenetischen Remissionen unter Therapie mit Interferon-α (IFN-α) der Gedanke auf, dass durch IFN-α eine Heilung der CML möglich sei. Die These, dass die konsequente Senkung der Tumorlast die Progression zur Blastenkrise verzögern und damit das Leben verlängern könne, führte zur konsequenteren Therapie mit Hydroxyurea und IFN-α, zur Zusatztherapie mit Arabinosyl-Cytosin (Ara-C), zu Kombinationschemotherapien und schließlich zur Transplantation autologer Stammzellen nach Hochdosistherapie. Seit 1998 steht im Rahmen von Studien der auf der Grundlage molekulargenetischer Daten entwickelte selektive Tyrosinkinase-Inhibitor STI571 (Glivec®) zur Verfügung. Bei IFN-α-resistenten Patienten in der chronischen Phase wurde sehr gute hämatologische und zytogenetische Remissionsraten erreicht. Patienten in den fortgeschrittenen Phasen sprechen ebenfalls auf die Therapie mit STI571 an, häufig kommt es aber nach einigen Monaten zur Resistenzentwicklung. Inwieweit die guten Remissionsraten Einfluss auf die Überlebenszeit von CML-Patienten haben, muss durch Langzeitbeobachtung geklärt werden. Die Therapie der CML ist somit in den letzten Jahren zunehmend individueller und komplexer geworden.

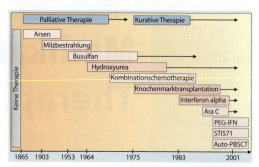

Abb. 5.1: Historische Entwicklung der CML-Therapie. Systematische Aufzeichnungen über Therapieerfolge gibt es seit dem Einsatz von Arsen am Ende des 19. Jahrhunderts. Standardtherapien sind heute Hydroxyurea, Interferon-α und die allogene Stammzelltransplantation.

5.2. Planung der Therapiestrategie

> Eine Heilung der CML ist nur durch eine allogene Knochenmarktransplantation möglich (3). Die Transplantation sollte möglichst frühzeitig innerhalb des ersten Jahres nach Diagnose erfolgen.

Der Patient mit CML sollte zur Planung der u.U. komplexen Therapie unmittelbar nach Diagnosestellung in einem Zentrum mit Expertise beim Management der CML vorgestellt werden. Bei jüngeren Patienten sollte direkt nach Diagnosestellung die HLA-Typisierung und die Spendersuche bei Geschwistern und gegebenenfalls weiteren potentiellen Spendern aus dem Familienkreis erfolgen. Ist kein passender Familienspender verfügbar, kann eine Fremdspendersuche über nationale und internationale Spenderdateien eingeleitet werden. Die Wahrscheinlichkeit, einen molekular gematchten HLA-kompatiblen Spender zu finden, beträgt bei weltweit mittlerweile fast 6 Mio. freiwilligen Knochenmarkspendern 80 % innerhalb von 80 Tagen.

Nach Sicherung der Diagnose sollte möglichst rasch mit einer medikamentösen Therapie begonnen werden, da es Hinweise gibt, dass eine frühzeitige Therapie die Prognose verbessert. Bei sehr hohen Leukozytenwerten mit Gefahr eines Leukostasesyndroms ist eine sofortige Therapieeinleitung mandatorisch. Bei jüngeren Patienten (<60 Jahre) sollten vor Beginn der Behandlung nach Möglichkeit periphere Stammzellen gewonnen und kryopräserviert werden. Diese Zellen können später für die Rekonstitution der Hämatopoese bei therapiebedingter Knochenmarkaplasie, im Falle einer Transplantatabstoßung nach allogener Knochenmarktransplantation, als Autotransplantat nach Hochdosistherapie in chronischer Phase oder nach Hochdosistherapie zur Induktion einer zweiten chronischen Phase bei Blastenkrise verwendet werden.

Mit jungen Patienten müssen therapiebedingte Einschränkungen der Fertilität besprochen werden, da einige Therapieformen (Alkylanzien, Knochenmarktransplantation) die Gonadenfunktion permanent beeinträchtigen können. Auch die möglichen teratogenen und mutagenen Effekte der Therapie müssen mit den Patienten im reproduktionsfähigen Alter unabhängig vom Geschlecht besprochen werden.

> Ziel der Therapie ist zunächst das Erreichen eine hämatologischen Remission, d.h. Normalisierung des Blutbildes und der Milzgröße mit Sistieren aller krankheitsbedingten Symptome und Befunde. Nur bei Patienten in hämatologischer Remission werden zytogenetische Remissionen beobachtet.

5.3. Hydroxyurea

Die Initialtherapie stellt heute Hydroxyurea (H_2N-CO-NH-OH), ein S-Phasen spezifischer Inhibitor der Ribonukleotidreduktase und damit der DNA-Synthese, dar. Die Initialdosis beträgt gewöhnlich 40 mg/kg und Tag p.o. Der Vorteil einer Hydroxyurea-Therapie im Vergleich zum früher verwendeten Busulfan wurde in einer randomisierten Studie belegt (4). Mit Hydroxyurea-Monotherapie kann das mediane Überleben von CML-Patienten auf 48-56 Monate erhöht werden (4-6). Eine Metaanalyse von drei randomisierten Studien erbrachte eine Verbesserung der Überlebensrate nach vier Jahren gegenüber Busulfan von 8,5 % (7). Wegen der schnelleren Wirksamkeit und der kürzeren biologischen Wirkung von Hydroxyurea kann die Therapie deutlich besser an das aktuelle Blutbild adaptiert und damit intensiviert werden. Ziel ist die Einstellung der Leukozytenzahl auf normale Werte um 5.000/µl. Die Nebenwirkungen der Hydroxyurea-Therapie sind häufig auftretende unspezifische gastrointestinale Symptome, seltener dermatologische Erscheinungen, wie Haut- und Nagelatrophie sowie Lichtdermatosen (8;9). In Einzelfällen wurden Fieberreaktionen nach Hydroxyurea beobachtet ('drug fever' (10)).

5.4. Interferon-α (IFN-α)

IFN-α ist ein Glykoprotein biologischen Ursprungs mit antiviralen und antiproliferativen Eigenschaften. Seit 1986 hat IFN-α erhebliche Bedeutung für die CML-Therapie gewonnen, weil es bei 70-80 % der CML-Patienten nicht nur stabile hämatologische Remissionen, sondern in einem kleinen Prozentsatz der Fälle (in multizentrischen randomisierten Studien 5-10 % (5;6;11;12), in monozentrischen Studien mit selektierten Patienten bis zu 38 % (13;14)) auch dauerhafte komplette zytogenetische Remissionen induzieren kann. Patienten mit gutem zytogenetischen Ansprechen (<35 % Ph-positive Metaphasen) haben einen Überlebensvorteil (5;6;11-13;15-17). BCR-ABL-Transkripte lassen sich mit der RT-PCR in Blut und Knochenmark meist auch nach kompletter zytogenetischer Remission nachweisen (18). In einer italienischen und einer britischen randomisierten Studie wurde ein Überlebensvorteil von IFN-α-behandelten Patienten gegenüber konventioneller Chemotherapie beobachtet (5;6), während die deutsche CML-Studiengruppe einen signifikanten Überlebensvorteil der IFN-α-behandelten Patienten gegenüber Busulfan, nicht aber gegenüber Hydroxyurea sichern konnte (☞ Abb. 5.3 (11)). Ursachen für das unterschiedliche Ergebnis der deutschen und italienischen Studien sind unterschiedliche Ein- und Ausschlusskriterien mit der Folge einer verschiedenen Verteilung der Risikogruppen sowie unterschiedliche Therapiestrategien. Eine vergleichende Analyse zwischen beiden IFN-Studien zeigte, dass der Therapieerfolg mit IFN besonders groß ist bei Patienten, die frühzeitig nach Diagnose und in früher chronischer Phase behandelt wurden, und bei Niedrigrisikopatienten (☞ Abb. 5.3 (19)). Eine Metaanalyse

Referenz, Jahr	Studie	n	Ergebnis
Hehlmann et al., 1994 (11)	IFN vs. HU vs. Bu	516	IFN besser als Bu, kein Unterschied zu HU
Italienische Studiengruppe 1994 (6)	IFN (+HU) vs. CHT	322	IFN überlegen
Allan et al. 1995 (5)	IFN (+CHT) vs. HU vs. Bu	587	IFN überlegen
Ohnishi et al. 1995 (12)	IFN (+CHT) vs. Bu	159	IFN überlegen
Benelux Studiengruppe 1998 (21)	IFN niedrigdosiert+HU vs. HU	195	IFN gleich effektiv im Vergleich zu HU
Deutsche Studie II 2001 (22)	IFN+HU vs. HU	340	noch nicht auswertbar
Guilhot et al. 1997 (23)	IFN (+HU)+Ara-C vs. IFN	721	IFN+Ara-C überlegen
Meta-Analyse (20)	IFN vs. HU vs. BU	1694	IFN überlegen über HU und BU

Tab. 5.1: Randomisierte IFN-α-Studien bei CML.
IFN = Interferon alpha; HU = Hydroxyurea; Bu = Busulfan; CHT = Chemotherapie

von sieben randomisierten Studien erbrachte eine 12 % höhere 5-Jahres-Überlebensrate der IFN-α-behandelten Patienten gegenüber Hydroxyurea (47 % vs. 59 %, p<0,001 (20)). Eine japanische Gruppe bestätigte den Vorteil von IFN-α gegenüber Busulfan (12).

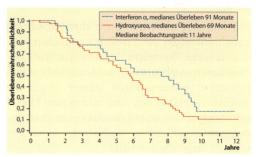

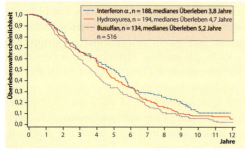

Abb. 5.2: Vergleich der Überlebenszeiten von Patienten mit Interferon alpha-, Hydroxyurea- und Busulfan-Therapie (Deutsche CML-Studie I, n=516). Der Unterschied zwischen Busulfan und Hydroxyurea und zwischen Busulfan und Interferon alpha ist signifikant, nicht jedoch der Unterschied zwischen Hydroxyurea und Interferon alpha.

Abb. 5.3: Vergleich der Überlebenszeiten von Niedrigrisikopatienten nach Hasford unter Therapie mit Hydroxyurea und Interferon alpha (Deutsche CML-Studie I).

Die Initialdosis von IFN-α beträgt ca. 3 Mill. IE/Tag s.c., wobei eine Dosiseskalation zur maximal tolerablen Dosis (ca. 9 Mill. IE/Tag) erforderlich ist, um die CML optimal zu kontrollieren. Durch eine initial überlappende Gabe mit Hydroxyurea wird die Verträglichkeit und Effizienz der Therapie verbessert. IFN-α wird als Dauertherapie gegeben. Therapieziel ist die Reduktion der Leukozytenzahl auf subnormale Werte zwischen 2.000-4.000/µl. Die IFN-Therapie sollte nach Erreichen einer kompletten kontinuierlichen zytogenetischen Remission wahrscheinlich noch mehrere Jahre weiter gegeben werden. Ein Absetzen von IFN-α sollte nur unter regelmäßiger molekulargenetischer Überwachung mit quantitativer RT-PCR erfolgen. Zur besseren Verträglichkeit von IFN-α wird Paracetamol 500-1.000 mg ½-1 Stunde vor IFN-Gabe per os oder rektal gegeben. Allopurinol (300 mg/Tag) oder Harnalkalisierung z.B. mit

5.4. Interferon-α (IFN-α)

Uralyt-U oder Natriumbikarbonat sind während der Therapieeinleitung und Zytoreduktion obligat.

	UK	Deutschland	Japan	Italien	MD Anderson Cancer Center Houston, TX
% Niedrigrisiko (Sokal < 0,8)	25	27	29	43	52
% Komplette zytogenetische Responder	6	6	8	8	26
Medianes Überleben (Monate)	63	66	71	72	89

Abb. 5.4: Risikoverteilung in prospektiven, IFN-α-basierten Studien. Der Anteil an Niedrigrisikopatienten korreliert mit dem Anteil zytogenetischer Responder und der medianen Überlebenszeit der untersuchten Patientengruppe.

Zytogenetische Langzeitremissionen führten zu der Annahme, dass die CML durch IFN-α in Einzelfällen geheilt werden könnte (24). Sensitive PCR-Untersuchungen erbrachten jedoch nur in seltenen Fällen und temporär negative Ergebnisse (☞ Kap. 10.) (25). Die Quantifizierung der Resterkrankung erlaubt eine Beurteilung der Stabilität der Remission (26) (☞ Abb. 5.2 und 5.3). Die residuellen BCR-ABL-positiven Zellen sind myeloischen Ursprungs mit der Kapazität, ein Rezidiv auszulösen (27). Im Verlauf der kompletten zytogenetischen Remission sinkt unter fortgesetzter Therapie mit IFN-α der mediane Level der Resterkrankung.

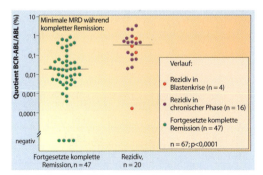

Abb. 5.5: Quantifizierung der Resterkrankung bei 67 Patienten in kompletter zytogenetischer Remission nach IFN-α-Therapie. Der mediane Level der Resterkrankung lag bei 20 Patienten, die im weiteren Verlauf einen zytogenetischen oder hämatologischen Rückfall erlitten, signifikant höher als bei Patienten in stabiler Remission (26).

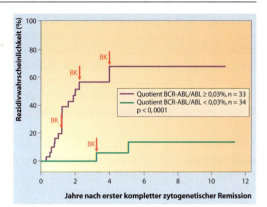

Abb. 5.6: Das rezidivfreie Intervall ist bei Patienten mit geringer Resterkrankung (Quotient BCR-ABL/ABL <0,03 %) signifikant länger als bei Patienten mit einem Quotienten BCR-ABL/ABL >0,03 % (26).

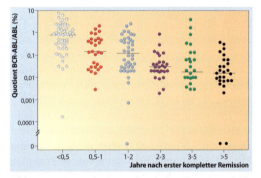

Abb. 5.7: Minimale Resterkrankung (Quotient BCR-ABL/ABL) bei Patienten in kompletter zytogenetischer Remission unter fortgesetzter IFN-α-Therapie in Abhängigkeit von der Dauer der Remission. Im Verlauf ist eine weitere Reduktion des medianen Wertes der Resterkrankung erkennbar (26).

Die Nebenwirkungsrate von IFN-α liegt höher als die von Hydroxyurea oder Busulfan, lebensbedrohliche Komplikationen sind allerdings sehr selten. Häufigste Nebenwirkungen sind besonders am Beginn der Therapie grippeähnliche Symptome mit Fieber, Arthralgien, Muskel-, Knochen- und Kopfschmerzen, weiterhin Übelkeit, Anorexie, Gewichtsverlust, Alopezie, Neuropathien, depressive Reaktionen und Exazerbation von Autoimmunerkrankungen (28;29). Die grippeähnlichen Symptome können durch eine prophylaktische Verabreichung von Antiphlogistika gemildert werden. Die Kombination aus IFN-α und Hydroxyurea erlaubt eine bessere Flexibilität bei der Therapie der chronischen Phase.

Der genaue Wirkungsmechanismus von IFN-α ist unbekannt. Es können sowohl direkte antiproliferative Mechanismen, die das Wachstum der klonalen Hämatopoese hemmen, als auch indirekte Wirkungen, die die Wachstumsregulation durch Stromazellen beeinflussen, unterschieden werden. Darüber hinaus scheint die Aktivierung des Immunsystems eine Rolle zu spielen.

Molekulare Marker korrelieren mit dem zytogenetischen Ansprechen auf IFN-α und erlauben einen Einblick in die Physiologie des Responses. Solche Marker sind das Verhältnis der Expression der Interferon-regulierenden Faktoren 1 und 2 (30), der Expression des Gens für das Interferon-consensus-sequence binding proteins (ICSBP, (31)), der Expression von IRF4 (32) und des Interferon-α-Rezeptors 2c (33).

▶ Pegylierte Interferone

Durch Kopplung an Polyethylenglykol ("Pegylierung") kann für biologisch aktive Substanzen eine wesentlich längere Halbwertszeit erreicht werden. Zur Verbesserung der Pharmakokinetik werden daher derzeit zwei pegylierte Interferonpräparate entwickelt: Eine 1:1 Formulierung von PEG^{12000} mit Interferon α2b (Intron A) besitzt eine Halbwertszeit von 48-72 Stunden und kann bis zu einer Dosis von 7,5 µg/kg eingesetzt werden. In einer Phase-I-Studie erreichten neun von 18 Patienten ohne vorbestehendes hämatologisches Ansprechen eine Remission; dabei wurde auch eine komplette zytogenetische Remission beobachtet. Bei acht von neun Patienten mit vorbestehender hämatologischer Remission wurde das zytogenetische Ansprechen verbessert (34)(☞ Tab. 5.2).

Bei Kopplung von Interferon α2a und PEG^{40000} (Pegasys®) beträgt die Halbwertszeit 77 Stunden. Bei gesunden Probanden war die Verträglichkeit besser als von ungekoppeltem Interferon-α, allerdings traten auch mehr Zytopenien auf. In einer Phase-I-Studie wurden bei 32 von 37 vorbehandelten Patienten komplette hämatologische Remissionen beobachtet, in sieben Fällen wurden gute zytogenetische Remissionen (Ph+ <35 %) erzielt (36).

Insgesamt werden von pegyliertem gegenüber konventionellem Interferon mindestens gleiche Wirksamkeit bei geringeren Nebenwirkungen erwartet. Durch die einfachere Anwendung dürfte die Compliance besser und die Interferonabbruchrate geringer sein.

5.5. Arabinosyl-Cytosin (Ara-C), IFN-α/Ara-C-Kombinationstherapie

Der lebensverlängernde Effekt von IFN-α kann möglicherweise durch die Kombination mit niedrigdosiertem Arabinosylcytosin (Low-dose-Ara-C) in einer Dosis von 20 mg/m² subkutan während 10-14 Tagen/Monat erhöht werden. Ein randomisierte französische Studie fand für die Kombination von IFN-α mit low-dose-Ara-C im Vergleich zu einer IFN-α-Monotherapie eine höhere zytogenetische Ansprechrate und (23). Die italienische Studiengruppe konnte dagegen lediglich eine Verbesserung der zytogenetischen Remissionsrate ohne signifikante Verlängerung der medianen Überlebenszeit zeigen (S. Tura, ASH 2000). Die Entwicklung einer oral einzunehmenden Ara-C-Präparation (YNK01) wird die Kombinationstherapie in der Zukunft vereinfachen.

	IFN-α	PEG-Roferon (PEGASYS®)	PEG-Intron®
Interferon	IFN-α2a oder 2b	PEG-IFN-α2a	PEG-IFN-α2b
Wirkdauer	16 - 20 h	ca. 168 h	ca. 144 h
Zeit bis c_{max}	10 ± 3 h	78 ± 27 h	48 - 72 h
$t_{1/2}$	4 h	77 ± 45 h	ca. 31 h
Elimination	renal	hepatisch	renal
PEG-Kette		verzweigt	linear
MG PEG (kDa)		40	12

Tab. 5.2: Vergleich der Struktur und Pharmakokinetik von konventionellem Interferon α mit den pegylierten Interferonen PEGASYS® und PEG-Intron® (modifiziert nach (35)).

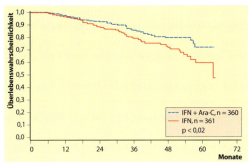

Abb. 5.8: Überlebenszeitverlägerung durch Zugabe von Ara-C zum Interferon alpha (Französische Studiengruppe, 1997 (nach 23)).

5.6. Busulfan

Busulfan ist als Primärtherapie nicht mehr indiziert. Es kommt ggf. zum Einsatz bei Therapieresistenz auf Hydroxyurea oder bei Unverträglichkeit von Hydroxyurea und IFN. Busulfan ist ein Alkylanz mit Wirksamkeit auf Stammzellebene. Es war während der vergangenen 40 Jahre Medikament der Wahl, bis die Überlegenheit von Hydroxyurea gezeigt wurde. Wichtigster Nachteil von Busulfan sind die gravierenden Nebenwirkungen: etwa 10 % der Patienten entwickeln lebensbedrohliche Panzytopenien und Knochenmarkaplasien auf Standarddosen (4;12;37). In einigen Fällen tritt nach Jahren ein pulmonales Syndrom, charakterisiert durch Husten, Fieber, Dyspnoe und Lungeninfiltrate, die sogenannte "Busulfanlunge" auf (38;39). Gelegentlich wird eine ausgeprägte, z.T. intraktable Gewichtsreduktion beobachtet (Marasmus). Eine Gonadeninsuffizienz tritt bei beiden Geschlechtern ein; Männer entwickeln eine Aspermie, Frauen eine sekundäre Amenorrhoe. Die übliche Initialdosis von Busulfan beträgt 0,1 mg/kg Körpergewicht/Tag p.o. Wegen der protrahierten Wirkung und unvorhersehbaren Nebenwirkungen sollte Busulfan bei Leukozytenzahlen unter 20.000/µl nicht gegeben werden. Die medianen Überlebenszeiten von busulfanbehandelten Patienten betragen 35-48 Monate (4;12).

Die medianen Überlebenszeiten von Patienten unter verschiedenen Therapiestrategien sind in Tab. 5.3 zusammengestellt.

Therapie	Monate	
keine	31	(1)
Milzbestrahlung	28	(2)
Busulfan	35-48	(4;12;41)
Hydroxyurea	48-67	(4;6;42-45)
intensive Chemotherapie	45-55	(46-50)
Interferon-α	55-89	(6;11;13;15;20;51-53)
Interferon-α + niedrigdosiertes Ara-C	67	(23;54-55)
allogene KMT* (5-Jahres-Überlebensraten)	40-80 %	(56-61)
Autotransplantation (5-Jahres-Überlebensraten)	>50 %	(62-65)

Tab. 5.3: Mediane Überlebenszeiten bei CML.
* selektierte Patienten unter 55 Jahren.

5.7. Therapie spezieller Probleme

Kleine Strahlendosen können eine *stark vergrößerte Milz* oder *extramedulläre blastäre Manifestationen* günstig beeinflussen. Limitiert wird dieses Vorgehen durch häufig beobachtete Leuko- und Thrombozytopenie (66). Für die Splenektomie bei der CML gibt es nur wenige Indikationen. Diese Maßnahme kann bei Patienten mit massiv vergrößerter Milz, die durch abdominelle Schmerzen, Thrombozytopenie und Anämie kompliziert wird, indiziert sein.

Eine extreme *Thrombozytose* mit Plättchenzahlen über 10^{12}/l wird bei etwa 8 % der Patienten zum Diagnosezeitpunkt gefunden. Im Verlauf neu auftretend, kann eine Thrombozytose die Akzeleration der Erkrankung anzeigen. Mittel der Wahl zur Senkung der Plättchenzahl ist IFN-α. Eine niedrigdosierte Therapie mit Aggregationshemmern kann unter Beachtung möglicher Blutungskomplikationen erfolgen.

Bei Patienten mit Leukozytenzahlen über 200×10^9/l besteht die Gefahr eines *Leukostasesyndroms* durch Hyperviskosität. Das primäre Therapieziel ist die Reduktion der Leukozytenzahl durch Leukapherese und Chemotherapie mit Hydroxyurea. Betroffen sind häufig die pulmonale, kardiale und zerebrale Gefäßversorgung, initial kann auch ein Priapismus auftreten.

Die *myeloischen Blastenkrisen* können mit einer Kombinationschemotherapie unter Verwendung von Anthrazyklinen, Ara-C und Thioguanin behandelt werden. Nur bei ca. 20 % der Patienten wird durch ein aggressives Vorgehen eine zweite chronische Phase erreicht (67-69). Blastenzahlen und subjektive Symptome werden aber bei den meisten Patienten zunächst günstig beeinflusst. Die *lymphatische Blastenkrise* kann mit Zytostatika behandelt werden, die bei der Therapie der ALL Verwendung finden (Vincristin, Prednison, mit oder ohne Anthrazyklinen (70)). Die mittlere Überlebenswahrscheinlichkeit beträgt aber nur 3-6 Monate (68;71). Eine neue Option ist der Einsatz des Tyrosinkinaseinhibitors STI571 (Glivec), mit dem auch in der Blastenkrise hämatologische und zytogenetische Remissionen erreicht werden können, die aber in der Mehrheit der Fälle nicht dauerhaft anhalten (☞ Kap. 8.) (72-74). Nur bei wenigen Patienten kann durch in der Blastenphase durchgeführten allogenen Knochenmarktransplantation eine verlängerte leukämiefreie Überlebenszeit erreicht werden (75). Nach Induktion einer zweiten chronischen Phase sind die Transplantationsergebnisse deutlich besser (76).

5.8. Prognose

Die mittlere Überlebenszeit der CML mit Standardtherapie beträgt 4-7 Jahre, die mögliche Variation ist aber viel breiter. Es wurde über Einzelfälle mit einer Überlebenszeit von mehr als 15 Jahren berichtet. Patienten, die in der letzten Dekade diagnostiziert wurden, hatten eine bessere Prognose. Dies ist Konsequenz einer früheren Diagnosestellung, verbesserten Maßnahmen zur Verlängerung der chronischen Phase, und, weniger deutlich, einem verbesserten Management der fortgeschrittenen Erkrankung.

Verschiedene Studien führten zur Etablierung von Risikoscores, die es erlauben, das individuelle Risiko der Patienten zu berechnen und verschiedene Studienpopulationen bezüglich ihrer Risikoverteilung zu vergleichen. Gruppen, die einen hohen Anteil von Niedrigrisikopatienten haben, haben eine längere mediane Gesamtüberlebenszeit als Patientengruppen mit einem hohen Anteil von Hochrisikopatienten. Da die Zugehörigkeit zu einer bestimmten Risikogruppe prognostisch wichtiger als die durchgeführte Therapie ist, gehört es zum Standard bei der Publikation von Überlebenszeitresultaten, das Risikoprofil der Patienten anzugeben (77).

In den 80er Jahren des 20. Jahrhunderts wurde der Sokal-Score entwickelt, der die Einteilung der Patienten in drei Risikogruppen über eine mathematische Formel unter Berücksichtigung der Variablen Alter, Milzgröße, % Blasten im peripheren Blut und Thrombozytenzahl ermöglicht (78).

$$Sokal-Score = \exp[0{,}0116 \times (Alter - 43{,}4)$$
$$+ 0{,}0345 \times (Milzgröße - 7{,}51)$$
$$+ 0{,}188 \times ([Thrombozytenzahl / 700]^2 - 0{,}563)$$
$$+ 0{,}0887 \times (Blasten - 2{,}1)]$$

niedriges Risiko: Score < 0,8
intermediäres Risiko: Score = 0,8 - 1,2
hohes Risiko: Score > 1,2

Bei Anwendung des Sokal-Score auf IFN-α behandelte Patienten wurde jedoch eine mangelnde Trennung der mittleren und schlechten Risikogruppe offensichtlich. Aus diesem Grunde wurde im Rahmen einer internationalen Kooperation auf der Basis von 1400 Patienten ein neuer Risikoscore (Hasford-Score) entwickelt, der auf Patientengruppen anwendbar ist, die mit IFN-α oder Chemotherapie behandelt wurden. Die Berechnung des Scores kann über das Internet erfolgen (www.pharmacoepi.de (53)).

Hasford – Score =

$(0{,}6666 \times Alter\ [0\ wenn\ Alter < 50, sonst\ 1]$

$+\ 0{,}0420 \times Milzgröße\ (cm\ unter\ Rippenbogen)$

$+\ 0{,}0584 \times Blasten\ [\%]$

$+\ 0{,}0413 \times Eosinophile\ [\%]$

$+\ 0{,}2039 \times Basophile\ [0\ wenn\ Basophile < 3\%, sonst\ 1]$

$+\ 1{,}0956 \times Plättchenzahl\ [0\ wenn < 1500 \times 10^9 / l, sonst\ 1])$

$\times 1000$

niedriges Risiko:	neuer Score ≤ 780
intermediäres Risiko:	neuer Score >780; ≤1480
hohes Risiko:	neuer Score > 1480

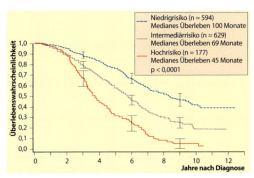

Abb. 5.9: Anwendung des Hasford-Scores auf 1400 IFN-behandelte CML-Patienten in chronischer Phase. Unter Berücksichtigung der bei Diagnose erhobenen Parameter: Alter, Milzgröße in cm unter dem Rippenbogen, Blasten im peripheren Blutbild, Thrombozyten, Eosinophile und Basophile lässt sich ein Score errechnen (www.pharmacoepi.de), der in Abhängigkeit des errechneten Wertes (Niedrigrisiko ≤ 780; Intermediärrisiko > 780 – 1480; Hochrisiko > 1480) die Überlebenszeiten der verschiedenen Risikogruppen trennt. Niedrigrisikopatienten haben eine 10-Jahres-Überlebensrate von 40 %.

Wichtigster *verlaufsabhängiger Prognosefaktor* unter medikamentöser Therapie ist die komplette hämatologische Remission mit Normalisierung von Blutbild, Milzgröße und aller CML-bedingten Symptome. Ein weiterer prognostisch wichtiger Verlaufsparameter ist das zytogenetische Ansprechen auf IFN. Patienten, die eine komplette oder partielle zytogenetische Remission erreichen, haben längere mediane Überlebenszeiten (79). Patienten, die innerhalb von drei Monaten eine komplette hämatologische Remission zeigen, erreichen mit hoher Wahrscheinlichkeit (> 80 %) auch ein zytogenetisches Ansprechen und haben einen Überlebensvorteil. Die Prognose eines CML-Patienten erscheint darüber hinaus um so besser zu sein, je frühzeitiger mit der Therapie begonnen und je rascher die Tumorlast auf ein Minimum reduziert wird (80).

5.9. Literatur

1. Minot, G. R., Buckman, T. E., and Isaacs, R. (1924). Chronic myelogenous leukemia. J.Am.Med.Assoc. 82, 1489-1494

2. Medical Research Council's Working Party for Therapeutic Trials in Leukaemia (1968). Chronic Granulocytic Leukemia: Comparison of radiotherapy and busulphan therapy. Br.Med.J. 1, 201-208

3. Fefer, A., Cheever, M. A., Thomas, E. D., Boyd, C., Ramberg, R., Glucksberg, H., Buckner, C. D., and Storb, R. (1979). Disappearance of Ph1-positive cells in four patients with chronic granulocatic leukemia after chemotherapy, irradiation and marrow transplantation from an identical twin. N.Engl.J.Med. 300, 223-229

4. Hehlmann, R., Heimpel, H., Hasford, J., Kolb, H. J., Pralle, H., Hossfeld, D. K., Queisser, W., Löffler, H., Heinze, B., Georgii, A., v.Wussow, P., Bartram, C., Griesshammer, M., Bergmann, L., Essers, U., Falge, C., Hochhaus, A., Queisser, U., Sick, C., Meyer, P., Schmitz, N., Verpoort, K., Eimermacher, H., Walther, F., Westerhausen, M., Kleeberg, U. R., Heilein, A., Käbisch, A., Barz, C., Zimmermann, R., Meuret, G., Tichelli, A., Berdel, W. E., Kanz, L., Anger, B., Tigges, F. J., Schmid, L., Brockhaus, W., Zankovich, R., Schäfer, U., Weissenfels, I., Mainzer, K., Tobler, A., Perker, M., Hohnloser, J., Messerer, D., Thiele, J., Buhr, T., Ansari, H., and the German CML Study Group (1993). Randomized comparison of busulfan and hydroxyurea in chronic myelogenous leukemia: prolongation of survival by hydroxyurea. The German CML Study Group. Blood 82, 398-407

5. Allan, N. C., Richards, S. M., and Shepherd, P. C. (1995). UK Medical Research Council randomised, multicentre trial of interferon-alpha n1 for chronic myeloid leukaemia: improved survival irrespective of cytogenetic response. The UK Medical Research Council's Working Parties for Therapeutic Trials in Adult Leukaemia. Lancet 345, 1392-1397

6. The Italian Cooperative Study Group on Chronic Myeloid Leukemia (1994). Interferon alfa-2a as compared with conventional chemotherapy for the treatment of chronic myeloid leukemia. N.Engl.J.Med. 330, 820-825

7. Chronic Myeloid Leukemia Trialists' Collaborative Group. (2000) Hydroxyurea versus busulphan for chronic myeloid leukaemia: an individual patient data meta-analysis of three randomized trials. Br.J.Haematol. 110, 573-576.

8. Kennedy, B. J., Smith, L. R., and Goltz, R. W. (1975). Skin changes secondary to hydroxyurea therapy. Arch.Dermatol. 111, 183-187

9. Weber, L., Schick, E., Merkel, M., Pillekamp, H., and Sterry, W. (1995) Dermatomyositisartige Hautveränderungen unter Hydroxyurea (Litalir®)-Langzeittherapie. Hautarzt 46, 717-721

10. Bauman, J. L., Shulruff, S., Hasegawa, G. R., Roden, R., Hartsough, N., and Bauernfeind, R. A. (1981). Fever caused by hydroxyurea. Arch.Intern.Med. 141, 260-261

11. Hehlmann, R., Heimpel, H., Hasford, J., Kolb, H. J., Pralle, H., Hossfeld, D. K., Queisser, W., Löffler, H., Hochhaus, A., Heinze, B., Georgii, A., Bartram, C. R., Griesshammer, M., Bergmann, L., Essers, U., Falge, C., Queisser, U., Meyer, P., Schmitz, N., Eimermacher, H., Walther, F., Fett, W., Kleeberg, U. R., Käbisch, A., Nerl, C., Zimmermann, R., Meuret, G., Tichelli, A., Kanz, L., Tigges, F. J., Schmid, L., Brockhaus, W., Tobler, A., Reiter, A., Perker, M., Emmerich, B., Verpoort, K., Zankovich, R., Wussow, P. V., Prümmer, O., Thiele, J., Buhr, T., Carbonell, F., Ansari, H., and the German CML Study Group (1994). Randomized comparison of interferon-alpha with busulfan and hydroxyurea in chronic myelogenous leukemia. The German CML Study Group. Blood 84, 4064-4077

12. Ohnishi, K., Ohno, R., Tomonaga, M., Kamada, N., Onozawa, K., Kuramoto, A., Dohy, H., Mizoguchi, H., Miyawaki, S., Tsubaki, K., Miura, Y., Omine, M., Kobayashi, T., Naoe, T., Ohshima, T., Hirashima, K., Ohtake, S., Takahashi, I., Morishima, Y., Naito, K., Asou, N., Tanimoto, M., Sakuma, A., Yamada, K., and the Kouseisho Leukemia Study Group (1995). A randomized trial comparing interferon-alpha with busulfan for newly diagnosed chronic myelogenous leukemia in chronic phase. Blood 86, 906-916

13. Mahon, F. X., Faberes, C., Montastruc, M., Si-Mour, S., Boiron, J. M., Marit, G., Bilhou-Nabera, C., Cony-Makhoul, P., Pigneux, A., Bernard, P., Brouslet, A., and Reiffers, J. (1996). High response rate using recombinant interferon-alpha in patients with newly diagnosed chronic myeloid leukemia. Bone Marrow Transplant. 17, Supp.3, S33-S37

14. Kantarjian, H. M., O'Brien, S., Anderlini, P., and Talpaz, M. (1996). Treatment of chronic myelogenous leukemia: current status and investigational options. Blood 87, 3069-3081

15. Kantarjian, H. M., Smith, T. L., O'Brien, S., Beran, M., Pierce, S., Talpaz, M., and the Leukemia Service (1995). Prolonged survival in chronic myelogenous leukemia after cytogenetic response to interferon-α therapy. Ann.Intern.Med. 122, 254-261

16. Thaler, J., Gastl, G., Fluckinger, T., Niederwieser, D., Huber, H., Seewann, H., Sill, H., Lang, A., Falk, M., Duba, C., Utermann, G., Kuhr, T., Aulitzky, W., Huber, C., and the Austrian Biological Response Modifier (BRM) Study Group (1996). Interferon alpha-2c therapy of patients with chronic myelogenous leukemia: long term results of a multicenter phase-II study. Ann.Hematol. 72, 349-355

17. Hehlmann, R., Berger, U., Hochhaus, A., Huber, C., Fischer, T., Heimpel, H., Hasford, J., Hossfeld, D. K., Kolb, H. J., Löffler, H., Pralle, H., Queisser, W., Gratwohl, A., Tobler, A., and the German CML Study Group (1999). Towards a cure by drug treatment? The German CML study group experience. In "Autologous blood and marrow transplantation. Proceedings of the Ninth International Symposium Arlington, Texas" (K. A. Dicke and A. Keating, Eds.), pp. 114-127. Carden Jennings Publ., Charlottesville, Virginia.

18. Hochhaus, A., Lin, F., Reiter, A., Skladny, H., Mason, P. J., van Rhee, F., Shepherd, P. C. A., Allan, N. C., Hehlmann, R., Goldman, J. M., and Cross, N. C. P. (1996). Quantification of residual disease in chronic myelogenous leukemia patients on interferon-α therapy by competitive polymerase chain reaction. Blood 87, 1549-1555

19. Hasford, J., Baccarani, M., Hehlmann, R., Ansari, H., Tura, S., and Zuffa, E. (1996). Interferon-α and hydroxyurea in early chronic myeloid leukemia: a comparative analysis of the Italian and German chronic myeloid leukemia trials with interferon-α. Blood 87, 5384-5391

20. Chronic Myeloid Leukemia Trialists' Collaborative Group (1997). Interferon alfa versus chemotherapy for chronic myeloid leukemia: a meta-analysis of seven randomized trials. J.Natl.Cancer Inst. 89, 1616-1620

21. The Benelux CML Study Group. (1998). Randomized study on hydroxyurea alone versus hydroxyurea combined with low-dose interferon- α2b for chronic myeloid leukemia. Blood 91, 2713-2721

22. Hehlmann, R., Heimpel, H., Hossfeld, D. K., Hasford, J., Kolb, H. J., Loffler, H., Pralle, H., Queisser, W., Hochhaus, A., Tichelli, A., Fett, W., Schmitz, N., Reiter, A., Griesshammer, M., Pfeifer, W., Baumler, M., Kamp, T., Tobler, A., Eimermacher, H., Kuse, R., Berger, U., Ansari, H., and the German CML Study Group (1996). Randomized study of the combination of hydroxyurea and interferon alpha versus hydroxyurea monotherapy during the chronic phase of chronic myelogenous leukemia (CML Study II). Bone Marrow Transplant. 17, Supp.3, S21-S24

23. Guilhot, F., Chastang, C., Michallet, M., Guerci, A., Harousseau, J. L., Maloisel, F., Bouabdallah, R., Guyotat, D., Cheron, N., Nicolini, F., Abgrall, J. F., Tanzer, J., for the French Chronic Myeloid Leukemia Study Group. (1997). Interferon alfa-2b combined with cytarabine versus interferon alone in chronic myelogenous leukemia. N.Engl.J.Med. 337, 223-229

24. Kurzrock, R., Estrov, Z., Kantarjian, H., and Talpaz, M. (1998). Conversion of interferon-induced, long-term cytogenetic remissions in chronic myelogenous leukemia to polymerase chain reaction negativity. J.Clin.Oncol. 16, 1526-1531

25. Hochhaus, A., Lin, F., Reiter, A., Skladny, H., van Rhee, F., Shepherd, P. C. A., Allan, N. C., Hehlmann, R., Goldman, J. M., and Cross, N. C. P. (1995). Variable numbers of BCR-ABL transcripts persist in CML patients who achieve complete cytogenetic remission with interferon-α. Br.J.Haematol. 91, 126-131

26. Hochhaus, A., Reiter, A., Saußele, S., Reichert, A., Emig, M., Kaeda, J., Schultheis, B., Berger, U., Shepherd, P. C. A., Allan, N., Hehlmann, R., Goldman, J. M., Cross, N. C. P., for the German CML Study Group and the U.K.MRC CML Study Group (2000). Molecular heterogeneity in complete cytogenetic responders after interferon-α therapy for chronic myeloid leukemia: low levels of minimal residual disease are associated with continuing remission. Blood 95, 62-66

27. Reiter, A., Marley, S. B., Hochhaus, A., Sohal, J., Raanani, P., Hehlmann, R., Gordon, M. Y., Goldman, J. M., and Cross, N. C. P. (1998). BCR-ABL positive progenitors in chronic myeloid leukaemia patients in complete cytogenetic remission after treatment with interferon-α. Br.J.Haematol. 102, 1271-1278

28. Sacchi, S., Kantarjian, H., O'Brien, S., Cohen, P. R., Pierce, S., and Talpaz, M. (1995). Immune-mediated and unusual complications during interferon alfa therapy in chronic myelogenous leukemia. J.Clin.Oncol. 13, 2401-2407

29. Pavol, M. A., Meyers, C. A., Rexer, J. L., Valentine, A. D., Mettis, P. J., and Talpaz, M. (1995). Pattern of neurobehavioral deficits associated with interferon alfa therapy for leukemia. Neurology 45, 947-950

30. Hochhaus, A., Yan, X. H., Willer, A., Hehlmann, R., Gordon, M. Y., Goldman, J. M., and Melo, J. V. (1997). Expression of interferon regulatory factor (IRF) genes and response to interferon-α in chronic myeloid leukaemia. Leukemia 11, 933-939

31. Schmidt, M., Hochhaus, A., Nitsche, A., Hehlmann, R., and Neubauer, A. (2001) Expression of nuclear transcription factor ICSBP in CML correlates with pretreatment risk features and cytogenetic response to interferon-α. Blood 97, 3648-3650.

32. Schmidt, M., Hochhaus, A., König-Merediz, S. A., Brendel, C., Proba, J., Hoppe, G. J., Wittig, B., Ehninger, G., Hehlmann, R., and Neubauer, A. (2000) Expression of interferon regulatory factor 4 in chronic myeloid leukemia: Correlation with response to interferon therapy. J.Clin.Oncol. 18, 3331-3338.

33. Barthe, C., Mahon, F. X., Gharbi, M. J., Faberes, C., Bilhou-Nabera, C., Hochhaus, A., Reiffers, J., and Marit, G. (2001) The expression of interferon-α receptor 2c at diagnosis is associated with cytogenetic response in IFN-α-treated chronic myeloid leukemia patients. Blood 97, 3568-3573.

34. Talpaz, M., O'Brien, S., Rose, E., Shan, J., and Kantarjian, H. M. (2000) Updated phase I study of polyethylene glycol formulation of interferon alpha-2b (PEG Intron; Schering 54031) in Philadelphia chromosome-positive chronic myelogenous leukemia (Ph+ CML). Blood 96, Supp. 1., 736a

35. Heintges, T., Erhardt, A., Wenning, M., and Häussinger, D. (2001). Pegyliertes (PEG-) Interferon. Dt.Ärztebl. 98, A182-184.

36. Talpaz, M., Cortes, J., O'Brien, S., Wenske, C., Rittweger, K., Rakhit, A., Hooftman, L., and Kantarjian, H. (2000) PEG-Interferon α-2a (PEGASYS^{TM}) with or without cytarabine in patients with relapsed or refractory chronic phase CML. Blood 96, Supp. 1., 736a-737a

37. Shepherd, P. C., Richards, S., and Allan, N. C. (1994). Severe cytopenias associated with the sequential use of busulphan and interferon-alpha in chronic myeloid leukaemia. Br.J.Haematol. 86, 92-96

38. Dalri, P., Pisciolo, F., and Detassis, C. (1980). Busulfan lung: cytologic diagnosis. Haematologica 65, 469-474

39. Massin, F., Fur, A., Reybet-Degat, O., Camus, P., and Jeannin, L. (1987). La pneumopathie du busulfan. Rev.Mal.Respir. 4, 3-10

40. Largaespada, D. A., Brannan, C. I., Jenkins, N. A., and Copeland, N. G. (1996). *Nf1* deficiency causes Ras-mediated granulocyte/macrophage colony stimulating factor hypersensitivity and chronic myeloid leukaemia. Nat.Genet. 12, 137-143

41. Haut, A., Abbott, W. S., Wintrobe, M. M., and Cartwright, G. E. (1961). Busulfan in the treatment of chronic myelocytic leukemia. The effect of long term intermittent therapy. Blood 17, 1-19

42. Bolin, R. W., Robinson, W. A., Sutherland, J., and Hamman, R. F. (1982). Busulfan versus hydroxyurea in long-term therapy of chronic myelogenous leukemia. Cancer 50, 1683-1686

43. Kennedy, B. J. (1973). Hydroxyurea therapy in chronic myelogenous leukemia. Cancer 29, 1052-1056

44. Rushing, D., Goldman, A., Gibbs, G., Howe, R., and Kennedy, B. J. (1982). Hydroxyurea versus busulfan in the treatment of chronic myelogenous leukemia. Am.J.Clin.Oncol. 5, 307-313

45. The Benelux CML Study Group. (1996). Low-dose interferon-alpha 2b combined with hydroxyurea versus hydroxyurea alone for chronic myelogenous leukemia. Bone Marrow Transplant. 17, Supp.3, S19-S20

46. Hehlmann, R. (1988). Cytostatic therapy of chronic myelogenous leukemia: review and perspectives. In "Chronic myelocytic leukemia and interferon" (D. Huhn, K. P. Hellriegel, and N. Niederle, Eds.), pp. 102-112. Springer, Berlin Heidelberg.

47. Cunningham, I., Gee, T., Dowling, M., Chaganti, R., Bailey, R., Hopfan, S., Bowden, L., Turnbull, A., Knapper, W., and Clarkson, B. (1979). Results of treatment of Ph'+ chronic myelogenous leukemia with an intensive treatment regimen (L-5 protocol). Blood 53, 375-395

48. Goto, T., Nishikori, M., Arlin, Z., Gee, T., Kempin, S. J., Burchenal, J., Strife, A., Wisniewski, D., Lambek, C., Little, C., Jhanwar, S., Chaganti, R., and Clarkson, B. (1982). Growth characteristics of leukemic and normal hematopoietic cells in Ph'+ chronic myelogenous leukemia and effects of intensive treatment. Blood 59, 793-808

49. Hester, J. P., Waddell, C. C., Coltman, C. A., Morrison, F. S., Stephens, R. L., Balcerzak, S. P., Baker, L. H., and Chen, T. T. (1984). Response of chronic myelogenous leukemia patients to COAP-splenectomy. Cancer 54, 1977-1982

50. Kantarjian, H. M., Vellekoop, L., McCredie, K. B., Keating, M. J., Hester, J., Smith, T., Barlogie, B., Trujillo, J., and Freireich, E. J. (1985). Intensive combination chemotherapy (ROAP 10) and splenectomy in the management of chronic myelogenous leukemia. J.Clin.Oncol. 3, 192-200

51. Ozer, H., George, S. L., Schiffer, C. A., Rao, K., Rao, P. N., Wurster Hill, D. H., Arthur, D. D., Powell, B., Gottlieb, A., Peterson, B. A., Rai, K., Testa, J. R., Lebeau, M., Tantravahi, R., and Bloomfield, C. D. (1993). Prolonged subcutaneous administration of recombinant alpha 2b interferon in patients with previously untreated Philadelphia chromosome-positive chronic-phase chronic myelogenous leukemia: effect on remission duration and survival: Cancer and Leukemia Group B study 8583. Blood 82, 2975-2984

52. Kantarjian, H. M. and Talpaz, M. (1998). Treatment of chronic myelogenous leukemia. Medical Management Hematol. Malignant Diseases 14, 59-93

53. Hasford, J., Pfirrmann, M., Hehlmann, R., Allan, N. C., Baccarani, M., Kluin-Nelemans, J. C., Alimena, G., Steegmann, J. L., and Ansari, H. (1998). A new prognostic score for survival of patients with chronic myeloid leukemia treated with interferon alfa. J.Natl.Cancer Inst. 90, 850-858

54. Guilhot, F., Guerci, A., Fiere, D., Harousseau, J. L., Maloisel, F., Bouabdallah, R., Guyotat, D., Rochant, H., Najman, A., Nicolini, F., Colombat, P., Abgrall, J. F., Ifrah, N., Briere, J., Bauters, F., Navarro, M., Morice, P., Bordessoule, D., Vilque, J. P., Desablens, B., Tertian, G., Blanc, M., Chastang, C., Tanzer, J., on behalf of the French CML study group (1996). The treatment of chronic myelogenous leukemia by interferon and cytosinearabinoside: rational and design of the French trials. Bone Marrow Transplant. 17, Supp.3, S29-S31

55. Thaler, J., Hilbe, W., Apfelbeck, U., Linkesch, W., Sill, H., Seewann, H., Pont, J., Bernhart, M., Stoger, M., Niessner, H., Abbrederis, K., Geissler, D., Hausmaninger, H., Lin, W., Ludwig, H., Lang, A., Duba, C., Fluckinger, T., Greil, R., Grunewald, K., Konwalinka, G., Niederwieser, D., and Fridrik, M. (1997). Interferon alpha 2C and LD AraC for the treatment of patients with CML: results of the Austrian multicenter phase II study. Leuk.Res. 21, 75-80

56. Horowitz, M. M., Gale, R. P., Sondel, P. M., Goldman, J. M., Kersey, J., Kolb, H. J., Rimm, A. A., Ringden, O., Rozman, C., Speck, B., et al (1990). Graft-versus-leukemia reactions after bone marrow transplantation. Blood 75, 555-562

57. Thomas, E. D. and Clift, R. A. (1989). Indications for marrow transplantation in chronic myelogenous leukemia. Blood 73, 861-864

58. Armitage, J. O. (1994). Bone marrow transplantation. N.Engl.J.Med. 330, 827-838

59. Goldman, J. M., Szydlo, R., Horowitz, M. M., Gale, R. P., Ash, R. C., Atkinson, K., Dicke, K. A., Gluckman, E., Herzig, R. H., Marmont, A., Masaoka, T., McGlave, P. B., Messner, H., O'Reilly, R. J., Reiffers, J., Rimm, A. A., Speck, B., Veum-Stone, J. A., Wingard, J. R., Zwaan, F. E., and Bortin, M. M. (1993). Choice of pretransplant treatment and timing of transplants for chronic myelogenous leukemia in chronic phase. Blood 82, 2235-2238

60. Gratwohl, A., Hermans, J., von Biezen, A., Arcese, W., de Witte, T., Debusscher, L., Ernst, P., Ferrant, A., Frassoni, F., Gahrton, G., Iriondo, A., Kolb, H. J., Link, H., Niederwieser, D., Ruutu, T., Schmitz, N., Siegert, W., Torres-Gomez, A., Vernant, J. P., and Zwaan, F. E. (1992). No advantage for patients who receive splenic irradiation before bone marrow transplantation for chronic myeloid leukaemia: results of a prospective randomized study. Bone Marrow Transplant. 10, 147-152

61. Sullivan, K. M., Weiden, P. L., Storb, R., Witherspoon, R. P., Fefer, A., Fisher, L., Buckner, C. D., Anasetti, C., Appelbaum, F. R., Badger, C., Beatty, P., Bensinger, W., Berenson, R., Bigelow, C., Cheever, M. A., Clift, R., Deeg, H. J., Doney, K., Greenberg, P., Hansen, J. A., Hill, R., Loughran, T., Martin, P., Neiman, P., Petersen, F. B., Sanders, J., Singer, J., Stewart, P., and Thomas, E. D. (1989). Influence of acute and chronic graft-versus-host disease on relapse and survival after bone marrow transplantation from HLA- identical siblings as treatment of acute and chronic leukemia. Blood 73, 1720-1728

62. Goldman, J. M., Johnson, S. A., Catovsky, D., Wareham, N. J., and Galton, D. A. G. (1981). Autografting for chronic granulocytic leukemia. N.Engl.J.Med. 305, 700

63. Hoyle, C., Gray, R., and Goldman, J. (1994). Autografting for patients with CML in chronic phase: an update. Hammersmith BMT Team LRF Centre for Adult Leukaemia. Br.J.Haematol. 86, 76-81

64. McGlave, P. B., De Fabritiis, P., Deisseroth, A., Goldman, J., Barnett, M., Reiffers, J., Simonsson, B., Carella, A., and Aeppli, D. (1994). Autologous transplants for chronic myelogenous leukaemia: results from eight transplant groups. Lancet 343, 1486-1488

65. Kantarjian, H. M., Talpaz, M., LeMaistre, C. F., Spinolo, J., Spitzer, G., Yau, J., Dicke, K., Jagannath, S., and Deisseroth, A. B. (1991). Intensive combination chemotherapy and autologous bone marrow transplantation leads to the reappearance of Philadelphia chromosome-negative cells in chronic myelogenous leukemia. Cancer 67, 2959-2965

66. Wagner, H. J., McKeough, P. G., Desforges, J., and Madoc Jones, H. (1986). Splenic irradiation in the treatment of patients with chronic myelogenous leukemia or myelofibrosis with myeloid metaplasia. Results of daily and intermittent fractionation with and without concomitant hydroxyurea. Cancer 58, 1204-1207

67. Arlin, Z. A., Silver, R. T., and Bennett, J. M. (1990). Blastic phase of chronic myeloid leukemia (blCML): a proposal for standardization of diagnostic and response criteria. Leukemia 4, 755-757

68. Kantarjian, H. M., Keating, M. J., Talpaz, M., Walters, R. S., Smith, T. L., Cork, A., McCredie, K. B., and Freireich, E. J. (1987). Chronic myelogenous leukemia in blast crisis: an analysis of 242 patients. Am.J.Med. 83, 445-454

69. Anger, B., Carbonell, F., Braunger, I., Heinze, B., Gutensohn, W., Thiel, E., and Heimpel, H. (1988). Blast crisis of Philadelphia chromosome-positive chronic myelocytic leukemia (CML). Treatment results of 69 patients. Blut 57, 131-137

70. Derderian, P. M., Kantarjian, H. M., Talpaz, M., O'Brien, S., Cork, A., Estey, E., Pierce, S., and Keating, M. (1993). Chronic myelogenous leukemia in the lymphoid blastic phase: characteristics, treatment response, and prognosis. Am.J.Med. 94, 69-74

71. Griesshammer, M., Heinze, B., Hellmann, A., Popp, C., Anger, B., Heil, G., Bangerter, M., and Heimpel, H. (1996). Chronic myelogenous leukemia in blast crisis: retrospective analysis of prognostic factors in 90 patients. Ann.Hematol. 73, 225-230

72. Druker, B. J., Sawyers, C. L., Kantarjian, H., Resta, D. J., Fernandez Reese, S., Ford, J. M., Capdeville, R., and Talpaz, M. (2001). Activity of a specific inhibitor of the BCR-ABL tyrosine kinase in the blast crisis of chronic myeloid leukemia and acute lymphoblastic leukemia with the Philadelphia chromosome. N.Engl.J.Med. 344, 1038-1042.

73. Hochhaus, A., Sawyers, C. L., Feldman, E., Goldman, J. M., Miller, C., Ottmann, O. G., Schiffer, C. A., Talpaz, M., Deininger, M., Guilhot, F., Ben-Am, M., Gathmann, I., Capdeville, R., Druker, B. J., and the International Glivec Study Group. (2001). Glivec^{TM} (Imatinib mesylate, STI571) induces hematologic and cytogenetic responses in patients with chronic myeloid leukemia in myeloid blast crisis: Results of a multicenter phase II study. Hematol.J. 2, Supp. 1, 24

74. Ottmann, O. G., Sawyers, C., Druker, B., Goldman, J., O'Brien, S. G., Reiffers, J., Silver, R. T., Tura, S., Fischer, T., Niederwieser, D., Schiffer, C., Baccarani, M., Gratwohl, A., Hochhaus, A., Reese, S. F., and Capdeville, R. (2001). Phase II study of STI571 in adult patients with Philadelphia chromosome (Ph) positive acute leukaemias. Hematol.J. 2, Supp. 1, 93

75. Horowitz, M. M., Rowlings, P. A., and Passweg, J. R. (1996). Allogeneic bone marrow transplantation for CML: a report from the International Bone Marrow Transplant Registry. Bone Marrow Transplant. 17, Supp.3, S5-S6

76. Visani, G., Rosti, G., Bandini, G., Tosi, P., Isidori, A., Malagola, M., Stanzani, M., Martinelli, G., Piccaluga, P., Testoni, N., Ricci, P., and Tura, S. (2000). Second chronic phase before transplantation is crucial for improving survival of blastic phase chronic myeloid leukaemia. Br.J.Haematol. 109, 722-728.

77. Hehlmann, R., Ansari, H., Hasford, J., Heimpel, H., Hossfeld, D. K., Kolb, H. J., Löffler, H., Pralle, H., Queisser, W., Reiter, A., Hochhaus, A., and the German CML Study Group (1997). Comparative analysis of the impact of risk profile and drug therapy on survival in CML using Sokal's index and new score. Br.J.Haematol. 97, 76-85

78. Sokal, J. E., Cox, E. B., Baccarani, M., Tura, S., Gomez, G. A., Robertson, J. E., Tso, C. Y., Braun, T. J., Clarkson, B. D., Cervantes, F., and Rozman, C. (1984). Prognostic discrimination in "good-risk" chronic granulocytic leukemia. Blood 63, 789-799

79. Talpaz, M., Kantarjian, H., Kurzrock, R., Trujillo, J. M., and Gutterman, J. U. (1991). Interferon-alpha produces sustained cytogenetic responses in chronic myelogenous leukemia. Ann.Intern.Med. 114, 532-538

80. Hehlmann, R. and Heimpel, H. (1996). Current aspects of drug therapy in Philadelphia-positive CML: Correlation of tumor burden with survival. Leuk.Lymphoma 22 Supp 1, 161-167

Allogene Stammzelltransplantation

6. Allogene Stammzelltransplantation

Allogene Stammzelltransplantationen (SZT) bei Patienten mit chronischer myeloischer Leukämie (CML) repräsentieren den größten Anteil aller durchgeführten Transplantationen bei hämatologischen Systemerkrankungen. Unter Berücksichtigung des medianen Alters und der Genetik der HLA-Antigene ist eine, mit einem hohen kurativen Potential verbundene HLA-identische Geschwistertransplantation bei 15-20 % der CML-Patienten möglich. Die sich stetig erweiternden Erkenntnisse des HLA-Systems ermöglichen zunehmend erfolgreiche Transplantationen von Familien- und Fremdspendern mit weniger bedeutenden HLA-Unterschieden. Durch neu entwickelte Konditionierungstherapien mit geringerer Toxizität, können auch Patienten in höherem Alter erfolgreich transplantiert werden. Die medianen Überlebenszeiten werden überwiegend von der transplantationsassoziierten Mortalität bestimmt, die bei 25-30 % liegt. Ein von der European Group for Blood and Marrow Transplantation (EBMT) erarbeiteter Transplantationsscore ermöglicht die Einschätzung des individuellen Risikos. Drohende Rezidive können durch sensitive molekulargenetische Techniken früh erkannt werden, in der Behandlung der Rezidive ist es durch die Einführung der Transfusion von Spenderlymphozyten zu erheblichen Verbesserungen gekommen. Abhängig vom individuellen Risikoprofil besitzen CML-Patienten die besten 5- und 10-Jahres-Überlebensraten aller Leukämien nach allogener SZT.

6.1. HLA-Typisierung

Bei Patienten unter 60 Jahren sollte bereits bei Diagnosestellung eine HLA-Typisierung des Patienten und der als Spender in Frage kommenden Personen durchgeführt werden. Die HLA-Antigene der Klassen A, B und C werden serologisch bestimmt. Bei den Klassen DR, DP und DQ wird eine Subtypisierung durch molekularbiologische Methoden auf DNA-Ebene durchgeführt, da sich in retrospektiven Analysen gezeigt hat, dass die zuverlässigere DNA-Subtypisierung der serologischen überlegen ist. Die DNA-Subtypisierung hat dadurch wesentlich zur Verbesserung der Transplantationsergebnisse beigetragen. Als Spender werden Geschwister bevorzugt, es können aber auch unter Eltern, Kindern oder höhergradig Verwandten passende Spender gefunden werden. Eine Transplantation mit einem HLA-identischen Geschwisterspender kann bei etwa 15-20 %, mit einem Spender aus dem erweiterten Familienkreis bei weiteren 5 % der Patienten durchgeführt werden. Bei erfolgloser Suche im Familienbereich wird bei Patienten unter 50 Jahren eine Fremdspendersuche eingeleitet. Für 50 % der Patienten kann ein Fremdspender gefunden werden, eine Fremdspendertransplantation wird bei etwa 10–15 % aller Patienten durchgeführt (1).

6.2. Zeitpunkt der Transplantation

Bei dem für die allogene SZT geeigneten Patienten ist für die Wahl des optimalen Zeitpunktes der Transplantation der Diagnosezeitpunkt und das Stadium der Erkrankung von entscheidender Bedeutung. Mehrere Studien konnten eindeutig zeigen, dass die medianen Überlebenszeiten von Patienten, die in chronischer Phase transplantiert werden, deutlich besser sind als im Vergleich zu Transplantation in akzelerierter Phase oder in der Blastenkrise. Bei den in chronischer Phase transplantierten Patienten zeigen wiederum diejenigen, die innerhalb eines Jahres nach Diagnosestellung transplantiert werden, die besten Überlebenszeiten (2;3).

6.3. Risikofaktoren

In engem Zusammenhang dazu steht eine von der EBMT erarbeitete, multivariate Analyse von fünf Variablen, die addiert den sogenannten "Risk Assessment Index for CML" ergeben und je nach Score signifikant unterschiedliche Überlebenszeiten zeigen (☞ Abb. 6.1). Verwandte oder unverwandte Transplantation, Stadium der Erkrankung Alter des Empfängers, das Geschlecht des Empfängers und des Spenders und die Zeit von Diagnose bis Transplantation sind die Faktoren, die die Entscheidung zur Durchführung der allogenen SZT am stärksten beeinflussen (2).

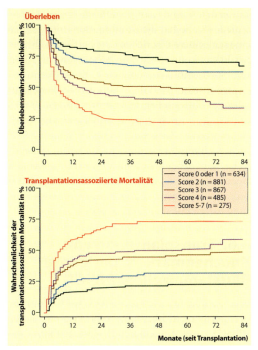
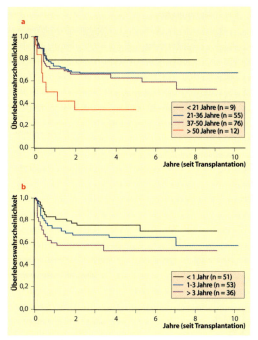

Abb. 6.1: Vergleich der Überlebenszeiten und der transplantationsassoziierten Mortalität nach dem Transplantationsscore der EBMT (modifiziert nach (2)).

Abb. 6.2: Überlebenskurven von Patienten nach Fremdspendertransplantation in Abhängigkeit des Alters und des Zeitpunkts nach Diagnosestellung (modifiziert nach (3)).

An vielen Zentren sind die Ergebnisse der Fremdspendertransplantation schlechter als die der Geschwistertransplantation, wobei dieser Vergleich unter Umständen aufgrund einer häufig nicht vermeidbaren Selektion schwierig ist. Die besten Ergebnisse wurden für die Fremdspendertransplantation aus Seattle berichtet, wo die 5-Jahres-Gesamtüberlebensrate bei 57 % liegt (3). Auch für die Fremdspendertransplantation sind das Alter des Patienten und der Zeitpunkt der Transplantation die wichtigsten Risikofaktoren (☞ Abb. 6.2). Gesichert ist, dass bei der Fremdspendertransplantation die Inzidenz des Transplantatversagens und der GvHD höher und die des Rezidivs durch den mit der GvHD verbundenen GvL-Effekt niedriger ist (4).

6.4. Medikamentöse Vortherapie

Eine Vortherapie mit IFN-α ist in seiner Bedeutung für die Langzeitergebnisse der allogenen SZT unterschiedlich bewertet worden (5-7). Studien an größeren, unselektionierten Patientengruppen und eine Studie an Patienten mit randomisierter Vorbehandlung (6; 7) konnten jedoch keinen negativen Einfluss nachweisen, solange IFN-α mindestens 90 Tage vor der Transplantation abgesetzt wurde. Patienten, die innerhalb eines kurzen Zeitraumes transplantiert werden können, sollten deshalb lediglich eine Hydroxyurea-Monotherapie zur Kontrolle der peripheren Leukozytenzahlen erhalten (☞ Abb. 6.3).

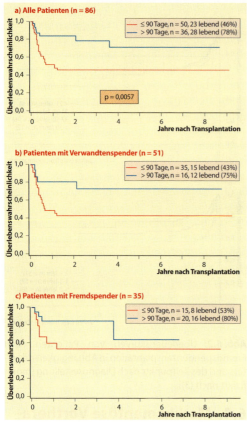

Abb. 6.3: Vergleich der Überlebenskurven von CML-Patienten, bei denen IFN weniger oder mehr als 90 Tage vor SZT abgesetzt wurde (modifiziert nach (7)).

Der Einfluss von pegyliertem IFN-α und von STI571 auf eine nachfolgende Transplantation ist noch ungeklärt.

6.5. Konditionierungstherapie

Die Konditionierungstherapie beinhaltet in der Regel Cyclophosphamid (Cy) in Kombination mit einer Ganzkörperbestrahlung ("total body irradiation", TBI) oder Busulfan (Bu). Cy wirkt dabei vorwiegend immunsuppressiv, TBI und Bu myeloablativ. Cy/TBI besteht aus 120 mg/kg Cy i.v. mit nachfolgender TBI von 2 Gy an sechs aufeinanderfolgenden Tagen, Bu/Cy besteht aus Bu 16 mg/kg p.o. an vier Tagen gefolgt von Cy 60 mg/kg an jeweils zwei folgenden Tagen. Die TBI wird neben der fraktionierten Gabe von 10-14 Gy in täglichen Einzeldosen von 2 Gy auch als Einzeldosis von 10 Gy durchgeführt. Die verschiedenen Kombinationen zeigen hinsichtlich ihrer Effektivität, Komplikationsraten und Langzeiteffekte einige Unterschiede (8). So hat die Kombination mit Busulfan eine schlechtere Überlebensrate bei fortgeschrittener Erkrankung sowie eine höhere Rate an Akut- und Spätkomplikationen, wie z. B. der "veno-occlusive-disease" (VOD, Budd-Chiari-Syndrom) oder der chronischen GvHD. Bei jungen Frauen mit Kinderwunsch sollte es jedoch der TBI vorgezogen werden. Insgesamt bestehen keine signifikanten Unterschiede hinsichtlich des krankheitsfreien Überlebens oder des Langzeitüberlebens zwischen den verschiedenen Konditionierungsprotokollen, Versuche einer weiteren Intensivierung hatten nur marginale Effekte.

6.6. Transplantation von Knochenmark vs. periphere Blutstammzellen (PBSCT)

Alle Tranplantationen wurden bis zur Einführung der peripheren Blutstammzelltransplantationen (PBSCT) mit Knochenmark durchgeführt, das dem Spender in Vollnarkose entnommen wurde. Das Prinzip der allogenen PBSCT beruht darauf, dass CD34-positive Stammzellen durch G-CSF, einem rekombinant hergestelltem Wachstumsfaktor, auch bei gesunden Normalpersonen ins periphere Blut mobilisiert werden können. Im Vergleich zur Knochenmarktransplantation ist die Dauer der Neutropenie und Thrombopenie kürzer, die Rate an akuter und chronischer GvHD höher, die Rezidivrate aber signifikant niedriger. Spekulativ ist die PBSCT bei Transplantation in fortgeschrittener Phase daher möglicherweise vorteilhaft. Aufgrund dieser Vorteile steigt die Anzahl der durchgeführten allogenen PBSCT stetig, auch wenn bisher keine Verbesserung des medianen Überlebens durch die allogene PBSCT in randomisierten Studien nachgewiesen werden konnte. Im Rahmen der deutschen CML-Studien sind seit 1995 etwa 30 % der Verwandtenspender- und 10 % der Fremdspendertransplantationen mit peripheren Blutstammzellen durchgeführt worden.

6.7. T-Zell-Depletion

Die T-Zell-Depletion des Spendermarks ist mit einer niedrigeren Rate an akuter und chronischer GvHD verbunden. Gleichzeitig ist die Wahrscheinlichkeit eines fehlenden Engraftments und eines Rezidivs erhöht, so dass das mediane Überleben nicht signifikant verbessert wird (9;10). Der kombinierte Einsatz von T-Zell-Depletion und Spenderlymphozyten bei Rezidiv wird im Kap. 6.12 diskutiert.

6.8. Komplikationen

Die Langzeitüberlebensrate nach Transplantation wird vorwiegend von initialen Parametern (☞ Tab. 6.1, Abb. 6.2), und der davon indirekt abhängigen transplantationsassoziierten Mortalität ("transplant related mortality, TRM") bestimmt. Dafür sind vorwiegend Infektionen sowie die akute und chronische GvHD verantwortlich (☞ Tab. 6.2). Demgegenüber sind Rezidive, insbesondere bei der Fremdspendertransplantation nur von untergeordneter Bedeutung.

Spender	HLA-identisches Geschwister	0
	Unverwandter Spender	1
Stadium der Erkrankung	Erste chronische Phase	0
	Akzeleration	1
	Blastenkrise oder 2./3. chronische Phase	2
Alter Empfänger	< 20 Jahre	0
	20 – 40 Jahre	1
	> 40 Jahre	2
Geschlecht Empfänger/ Spender	Alle, außer	0
	Männlicher Empfänger/weiblicher Spender	1
Zeit von Diagnose bis KMT	≤ 12 Monate	0
	> 12 Monate	1

Tab. 6.1: "Risk Assessment Score" für CML-Patienten, bei denen eine allogene KMT geplant ist. Der Score ergibt sich aus der Addition der Einzelwerte (nach (2)).

Frühkomplikationen	• Akute GvHD (Grad II bis IV) • Infektionen • Transplantatversagen • Mukositis • Hämorrhagische Zystitis • Blutung • VOD • Idiopathische Pneumonie
Spätkomplikationen	• Chronische GvHD • Sekundäre Neoplasien • Katarakt • Infertilität

Tab. 6.2: Komplikationen der allogenen Stammzelltransplantation (11).

6.8.1. Infektionen

Die schwersten Infektionen treten innerhalb der ersten sechs Monate nach Transplantation auf und sind in den verschiedenen Phasen nach Transplantation proportional unterschiedlich häufig. Während der Aplasie sind bakterielle und fungale Infektionen am häufigsten, Viren dürfen jedoch in ihrer Häufigkeit nicht unterschätzt werden, eine klinisch manifeste Zytomegalievirus (CMV)-Infektion ist jedoch eher selten. Nach einer 3-5 tägigen breiten antibakteriellen Kombinationstherapie sollte bei weiterbestehendem Fieber eine antifungale Therapie (z. B. mit Amphotericin B) und eine konsequente Virusdiagnostik und evtl. auch -therapie eingeleitet werden. Während der akuten GvHD sind insbesondere CMV und Aspergillus die häufigsten Pneumonieerreger. Die Mortalität der CMV-Infektion liegt bei mindestens 50 %, therapeutisch kommen bei nachgewiesener Infektion Ganciclovir + Immunglobuline zum Einsatz. Foscarnet ist ähnlich effektiv, das Nebenwirkungsspektrum ist zwischen beiden Medikamenten unterschiedlich. Der Wert einer generellen Prophylaxe gegen bakterielle, fungale und virale Infektionen ist nicht gesichert und wird kontrovers diskutiert. Insbesondere bei der CMV-Infektion hat das Monitoring der Viruslast durch qualitative und quantitative Techniken (pp65-Antigenämie oder PCR) eine generelle Prophylaxe überflüssig gemacht. Während der chronischen GvHD sind reaktivierte Virusinfektionen (Herpes zoster)

Prophylaxe	Pneumocystis carinii	Trimethoprim-Sulfamethoxazol oder Pentamidin
	Candida	Fluconazol
	Herpes simplex (seropositiv)	Aciclovir, Famciclovir
	CMV	CMV-negative Blutprodukte, antivirale Prophylaxe wird kontrovers diskutiert
	Pneumokokken	Impfung
Therapie	Bakterien	Breite antibiotische Kombinationstherapie
	Aspergillus	Amphotericin B
	Candida	Fluconazol
	CMV	Ganciclovir, Foscarnet

Tab. 6.3: Infektionsprophylaxe und -therapie (11;12).

oder opportunistische Infektionen (Pneumocystis carinii) am häufigsten. Einige Empfehlungen zur Prophylaxe und Therapie bakterieller, fungaler oder viraler Infektionen sind in Tab. 6.3 zusammengefasst (11, 12).

6.8.2. Graft-versus-Host-Disease (GvHD)

Die Graft-versus-Host-Disease (GvHD) ist die häufigste Komplikation nach allogener Stammzelltransplantation. Sie stellt die klinische Manifestation der immunologischen Reaktion der vitalen T-Spenderlymphozyten gegen die Antigene an den Organen des Empfängers dar. Die GvHD kann in eine akute GvHD (Auftreten innerhalb der ersten 100 Tage nach der Transplantation) und eine chronische GvHD unterteilt werden (Auftreten ab Tag 100 nach Transplantation) (13, 14).

▶ GvHD-Prophylaxe

Als Standardtherapie zur Prophylaxe der GvHD gilt eine kurzzeitige Therapie mit Methotrexat und eine mehrmonatige Gabe von Cyclosporin A (CsA) oder Tacrolimus, die von einer regelmäßigen Kontrolle der Serumspiegel und Adaptation der Dosis begleitet sein sollte (☞ Tab. 6.4). Eine prophylaktische Gabe von Kortikoiden wird nicht empfohlen, sie besitzen jedoch nach wie vor einen hohen Stellenwert bei der Behandlung der akuten GvHD. Zu beachten ist die nephrotoxische Wirkung des CsA, die durch die Kombination mit anderen nephrotoxischen Medikamenten wie z.B. Aminoglykosiden, Amphotericin B oder Ganciclovir potenziert wird (11).

Cyclosporin A	Beginn am Vortag der Transplantation mit 3 mg/kg KG Weitere Gabe nach Plasmaspiegel, Zielbereich 200-400 ng/ml	
Methotrexat	d+1	15 mg/m² KOF
	d+3, +6, +11	10 mg/m² KOF

Tab. 6.4: Häufig verwendetes Schema zur GvHD-Prophylaxe (11).

▶ Akute GvHD

Die akute GvHD ist eng mit verschiedenen Risikofaktoren assoziiert (☞ Tab. 6.5) und manifestiert sich typischerweise an Haut, Leber und Darm. Die Hautbeteiligung kann von mildem erythematöspapulösen Exanthem über generalisierte Erythrodermie bis zur schmerzhaften Blasenbildung mit Desquamation reichen. Die Beteiligung der Leber zeigt sich durch einen cholestatischen Ikterus, als Maß für die Leberbeteiligung dient die Höhe des Bilirubinspiegels. Die klinische Differentialdiagnose der akuten GvHD an der Leber kann sich schwierig gestalten, da auch die therapieassoziierte Hepatotoxizität oder die Venenverschlusskrankheit ("veno-occlusive disease", VOD) zur Beeinträchtigung der Leberfunktion führen können. Die Beteiligung des Darmes geht mit wäßrigen Diarrhoen einher, wobei die Menge mit dem Schweregrad der intestinalen GvHD korreliert. Beim starken Flüssigkeitsverlust kann es zum paralytischen Ileus kommen. Die Diagnose der akuten GvHD sollte histologisch durch Biopsie des betroffenen Organs erfolgen. Das Ausmaß wird entsprechend der Ausprägung des Organbefalls (Haut, Leber, Darm) in vier Schweregrade (I bis IV) eingeteilt (11;13;16). Die CML-Patienten mit einer akuten GvHD II° oder höher (27 bis 77 %) haben gegenüber Patienten mit I° bzw. ohne akute GvHD eine erhöhte transplantationsassozierte Mortalität, die für 2 % bis 13 % der Todesfälle nach Stammzelltransplantationen verantwortlich ist (1;3;4;11;13;17;18).

- Abnehmende Histokompatibilität zwischen Spender und Empfänger
- Fehlende T-Zelldepletion des Transplantates
- CMV-Seropositivität
- Alloimmunisierung des Spenders (z.B. nach Schwangerschaft oder nach Transfusionen)
- Zunehmendes Alter des Empfängers
- Weiblicher Spender für männlichen Empfänger
- Zunehmende Intensität der Konditionierung

Tab. 6.5: Risikofaktoren für die Entwicklung einer akuten GvHD (11).

In der primären Therapie der akuten GvHD hat sich die Gabe von Methylprednisolon in einer Dosierung von 2 mg/kg Körpergewicht bewährt. Beim fehlenden Ansprechen kann die Kortikosteroiddosis auf 5-20 mg/kg Körpergewicht erhöht werden. Für die Behandlung der Kortikoid-refraktären akuten GvHD, die eine Mortalität von 80 % hat, können in der Second-line-Therapie die in Tab. 6.6 aufgeführten Medikamente eingesetzt werden (11;19;20).

Prophylaxe	• Methotrexat • Cyclosporin A (CsA) • Mycophenolatmofetil (MMF) • Antithymozytenglobulin (ATG) • Tacrolimus (FK506)
Therapie	• Kortikosteroide • Antithymozytenglobulin (ATG) • Anti-T-Zellen (OKT3) • Anti-IL2-Rezeptor • Anti-Tumor-Nekrose-Faktor

Tab. 6.6: Medikamente in der Prophylaxe und Therapie der akuten und chronischen GvHD (11;20).

▶ Chronische GvHD

Eine chronische GvHD kann sich direkt aus einer akuten GvHD entwickeln, nach dem Abklingen einer akuten GvHD auftreten, oder sich de novo manifestieren (20). Ihre Inzidenz wird zwischen 4 und 75 % angegeben (1). Sie ist die Hauptursache der späten Morbidität und Mortalität nach allogener KMT und macht 6 % der Todesfälle nach Fremdspendertransplantationen aus (4). Das klinische Erscheinungsbild ähnelt einer Autoimmunerkrankung und involviert verschiedene Organe, wobei das Integument am häufigsten betroffen ist (☞ Tab. 6.7).

Organ	Klinische Manifestationen	Häufigkeit in %
Haut	Depigmentation, lichenoide Papeln, dermale und subkutane Fibrose, Alopezie	80
Leber	Hepatitis	75
Mundschleimhaut	Lichenoide Läsionen, Ulzerationen, Schleimhautatrophie, Xerostomie	70
Augen	Keratokonjunktivitis sicca	50
Darm	Diarrhoen	16
Lunge	Obliterative Bronchiolitis	11
Muskeln und Sehnen	Myositis, Tendinitis, Fasciitis	11
Ösophagus	Motilitätsstörungen	6

Tab. 6.7: Klinische Manifestationen der chronischen GvHD (11;20).

Die chronische GvHD wird in eine limited (lokalisierter Hautbefall und/oder Befall der Leber) und eine extensive (generalisierter Hautbefall oder lokalisierter Hautbefall mit Leberfunktionsstörung und zusätzlichem Befall anderer Organe) Form eingeteilt. Eine zusätzliche Thombozytopenie definiert die Hochrisiko-Patienten, die eine besonders schlechte Prognose haben (11;20).

Therapeutisch kommen in erster Linie Kortikosteroide in Kombination mit Cyclosporin A (CsA) oder Azathioprin zum Einsatz. Die Kombination aus CsA und Prednison hat sich bei den Patienten mit 'extensive disease' als besonders günstig erwiesen. Unter dieser konventionellen Therapie erreichen etwa 50 % der Patienten eine Vollremission. Sekundär kommen Immunsuppressiva wie Mycophenolatmofetil und Tacrolimus zum Einsatz. Durch die Puvatherapie kann die Hautmanifestation beeinflusst werden. Gute Erfolge konnten mit der extrakorporalen Photochemotherapie erzielt werden. Die Infektneigung der Patienten mit chronischer GvHD wird durch die immunsupressive Therapie weiter verstärkt, was eine längerfristige Infektprophylaxe notwendig macht (11;20).

6.8.3. Idiopathische Pneumonie

Bei der idiopathischen Pneumonie (IP) handelt sich eine diffuse Lungenschädigung nichtinfektiöser Genese, die histologisch als interstitielle Pneumonitis imponiert. Risikofaktoren sind hohe Gesamt- und Einzeldosen der Ganzkörperbestrahlung, hohes Alter des Patienten, ein HLA-Mismatch oder eine akute GvHD. Die Inzidenz der IP nach allogener KMT liegt bei 10 bis 20 %. Sie tritt durchschnittlich 40 bis 50 Tage nach der Transplantation auf und beginnt mit unspezifischem, nicht-produktiven Husten und Dyspnoe. Klinisch kann die IP als fulminantes ARDS ("aquired respiratory distress syndrome") verlaufen oder protrahiert in eine Lungenfibrose übergehen. Die Therapie der IP beschränkt sich auf supportive Maßnahmen. Die Gesamtmortalität der Patienten mit IP liegt bei 50 bis 70 %. Die häufigsten Todesursachen sind Infektionen und respiratorisches Versagen (11).

6.8.4. Veno-occlusive-Disease (VOD)

Es wird angenommen, dass durch den toxischen Effekt der myeloablativen Radiochemotherapie ein Endothelschaden entsteht, der einen hyperkoagulablen Zustand zur Folge hat und zum Verschluss der kleinen Lebervenen ("veno-occlusive disease", VOD) führt. Die VOD manifestiert sich innerhalb der ersten drei Wochen nach der Transplantation und ist klinisch charakterisiert durch eine Hyperbilirubinämie, eine schmerzhafte Leberschwellung sowie eine rasche Gewichtszunahme durch Flüssigkeitsretention. Die Inzidenz der VOD liegt zwischen 9 und 54 % und ihre Mortalität bei 18 bis 67 %. Zur Differentialdiagnose einer GvHD kann der häufig erhöhte Plasminogen-Activator-Inhibitor-1 (PAI-1) herangezogen werden. Therapeutisch kann die widersprüchlich beurteilte, kontinuierliche Infusion von Prostaglandin E1 oder die systemische Lyse mit rt-PA bei schwerer VOD versucht werden, unter der allerdings tödliche Blutungen auftreten können (11;21-23).

6.8.5. Tranplantatversagen

Das Tranplantatversagen kann akut oder chronisch auftreten und ist insbesondere nach T-Zell-Depletion, Fremdspendertransplantation und nach Gabe von Spenderlymphozyten signifikant häufiger zu finden. Einzige effektive Maßnahme ist die erneute Gabe von Knochenmark oder peripheren Blutstammzellen des Spenders.

6.9. Graft-versus-Leukemia (GvL)-Effekt

Bereits früh nach Einführung der SZT ergaben sich die ersten Hinweise, dass das Auftreten einer Graft-versus-host-disease (GvHD) positiv mit einer Verlängerung des rezidivfreien Überlebens assoziiert ist. Da die GvHD andererseits eine der wesentlichen Ursachen für die transplantationsassoziierte Mortalität war, versuchte man, durch T-Zell-Depletion des Spendermarks das Auftreten der GvHD zu verhindern. Dies gelang jedoch nur unter Inkaufnahme einer erhöhten Rezidivrate bis zu 60 % (9), wodurch die Bedeutung der T-Lymphozyten des Spenders für den Erfolg der allogenen KMT im Sinne einer gegen die CML gerichteten Immunreaktion, dem sogenannten Graft-versus-leukemia (GvL)-Effekt, ersichtlich wurde. Dieser Effekt wird mit der Gabe von Lymphozyten des Spenders bei Patienten mit einem Rezidiv nach allogener KMT ausgenutzt (24).

Aufgrund des GvL-Effektes nimmt die Rezidivrate der CML mit zunehmendem Schweregrad der akuten GvHD ab (13). Eine I° - GvHD ist daher bei den CML-Patienten erwünscht, da diese Patientengruppe eine niedrigere Rezidivwahrscheinlichkeit und insgesamt eine höhere leukämiefreie Überlebensrate und eine höhere Gesamtüberlebensrate als die Patienten ohne eine akute GvHD hat. Da GvHD- und GvL-Effekt von T-Lymphozyten getragen werden, versucht man gegenwärtig, die leukämiespezifischen zytotoxischen T-Zellen zu isolieren und in vitro zu expandieren. Da diese Therapieform im klinischen Alltag noch nicht anwendbar ist, wird gegenwärtig versucht, die gesicherten Erkenntnisse zu GvHD- und GvL-Effekt dahingehend auszunutzen, dass Patienten mit T-Zell-Depletion transplantiert werden, um eine möglichst niedrige Rate an GvHD zu haben, gleichzeitig aber im Falle eines Rezidivs oder unter Umständen auch prophylaktisch Lymphozyten vom Spender zu erhalten (10, 25-27).

6.10. Rezidivtherapie

Für die Rezidivtherapie stehen hinsichtlich Wirkung und Nebenwirkungen sehr unterschiedliche Therapieoptionen zur Verfügung. Allen ist gemeinsam, dass sie umso besser wirken, je früher sie eingesetzt werden, da sie im hämatologischen Rezidiv meist nicht mehr entsprechend zur Wirkung kommen. Generell wird die Einleitung einer Rezidivtherapie spätestens bei Nachweis Ph-positiver Zellen in der Zytogenetik empfohlen. Einige Zentren benutzen jedoch auch die qualitiative und quantitative RT-PCR für ihre Entscheidungen. Neben den bei allen rezidivierten, akuten und chronischen Leukämien möglichen Therapieoptionen, wie Absetzen der immunsuppressiven Therapie, einer intensiven Chemotherapie oder einer Zweittransplantation, soll auf die bei der CML besonders wirksamen Therapien eingegangen werden (☞ Tab. 6.8).

- Absetzen der immunsuppressiven Therapie
- Spenderlymphozyten
- Interferon-α
- Zweittransplantation
- Intensive Chemotherapie

Tab. 6.8: Therapeutische Optionen bei Rezidiv der CML.

▶ Gabe von Spenderlymphozyten

Bei Rezidiv werden Lymphozyten des Spenders durch Leukapherese gewonnen und anschließend transfundiert. Diese sogenannte DLI-Therapie ("donor lymphocyte infusions") ist eine effektive Maßnahme zur Behandlung eines Rezidivs (24), nur bei 5-15 % der Patienten kommt es nach primär erfolgreicher DLI-Therapie zum erneuten Rezidiv. Gleichzeitig ist die DLI-Therapie jedoch mitunter mit schwersten Komplikationen verbunden. Eine signifikante GvHD tritt in bis zu 50 % der Patienten nach DLI-Therapie auf. Um diese Inzidenz zu reduzieren, wurden zwei Modifizierungen der ursprünglich durchgeführten Einzeldosierung unselektionierter Lymphozyten untersucht. Die Depletion CD8-positiver Lymphozyten, da diese vermutlich für den GvHD-Effekt verantwortlich sind oder die mehrfache Gabe der Lymphozyten in steigender Zellzahl, um den in direkter Korrelation zur applizierten Lymphozytenmenge stehenden GvHD-Effekt zu minimieren (25-27). Bei dieser Eskalations-Therapie erhalten verwandt und unverwandt transplantierte Patienten unterschiedliche Dosierungen von CD3+-Lymphozyten/kg Körpergewicht. Bei verwandten Spendern wird mit etwa 10^7 CD3+-Zellen, bei unverwandten Spendern mit etwa 10^6 CD3+-Zellen begonnen, da angenommen wird, dass der GvL-Effekt bei unverwandten Spendern ausgeprägter ist. Die Dosis wird bis zum Ansprechen in zwei bis drei Schritten auf maximal 10^8 CD3+-Zellen gesteigert. Sowohl bei der Einzeldosis- als auch bei der Eskalations-Therapie werden im median mehr als 10^8 CD3+-Zellen infundiert. Eine Panzytopenie im Rahmen einer Knochenmarkaplasie ist eine weitere schwerwiegende Komplikation, die jedoch sehr stark stadienabhängig ist. Sie tritt nach DLI-Therapie im zytogenetischen Rezidiv nur sehr selten, im hämatologischen Rezidiv jedoch relativ häufig auf. Die Ursache liegt vermutlich in der beeinträchtigten Zahl und Funktion nicht-leukämogener hämatopoetischer Stammzellen des Patienten bei fortgeschrittener Erkrankung, die keine entsprechende Rekonstitution einer normalen Hämatopoese ermöglichen. Die DLI-Therapie sollte daher frühzeitig, vor Auftreten des hämatologischen Rezidivs begonnen werden.

▶ Interferon-α

Interferon-α (IFN-α) ist eine relativ gut wirksame und verhältnismäßig nebenwirkungsarme Alternative zur Behandlung des Rezidivs nach allogener SZT (28, 29). Insbesondere weist IFN-α kein erhöhtes Risiko für die Entwicklung einer GvHD auf, wie es beim Absetzen der immunsuppressiven Therapie oder DLI häufig ist. Fast 50 % der Patienten erreichen unter einer IFN-α-Therapie eine erneute komplette zytogenetische Remission, die bei einigen dieser Patienten auch noch mehr als fünf Jahre nach Rezidiv-Diagnose besteht. In kasuistischen Berichten wird auch über eine erfolgreiche kombinierte DLI-IFN-α-Therapie, unter Umständen auch in Kombination mit IL-2 bei Hochrisiko-Patienten berichtet.

▶ **STI571 (Glivec®)**

STI571 kann als Rezidivtherapie nach Stammzelltransplantation Verwendung finden, erste Daten sind vielversprechend. Systematische Langzeituntersuchungen stehen allerdings noch aus (vgl. Kap. 8).

6.11. Vergleich der allogenen SZT mit der bestmöglichen medikamentösen Therapie

Bisher sind die beiden wichtigsten Therapieoptionen bei der CML noch nie in einer randomisierten Studien verglichen worden. Eine derzeit laufende Studie der deutschen CML-Studiengruppe (CML-Studie III) vergleicht daher in einer prospektiv multizentrischen Studie die allogene Familienspender-Transplantation mit der bestmöglichen IFN-basierten Therapie auf der Basis einer genetischen Randomisation.

Diese Studie wurde initiiert, nachdem eine retrospektive Analyse zwischen medikamentös behandelten Patienten (HU oder IFN-α) der deutschen CML-Studie I und allogen transplantierten Patienten, die der IBMTR gemeldet waren, gezeigt hat (☞ Abb. 6.4), dass sich die Überlebenskurven für alle Risikogruppen ab Jahr 4, die der Niedrigrisiko-Patienten aber erst etwa ab Jahr 6 überschneiden (30). Eine entsprechende retrospektive Analyse der italienischen Studiengruppe zeigte, dass nur die 10-Jahresüberlebensraten von allogen transplantierten Hochrisiko-Patienten und von Patienten, die jünger als 32 Jahre waren, signifikant besser waren als bei entsprechenden Patienten mit IFN-α-Behandlung (31). Erste Zwischenergebnisse der deutschen CML-Studie III bestätigen die Ergebnisse der retrospektiven Studien, für endgültige Empfehlungen sind die medianen Beobachtungszeiten von etwa drei Jahren jedoch noch zu kurz (32).

6.12. Dosismodifizierte Transplantation

Die Toxizität der myeloablativen Therapie ist für die Morbidität und Mortalität der Transplantation hauptverantwortlich. Es hat sich jedoch gezeigt, dass die Spenderzellen für ein erfolgreiches Engraftment eine extreme Myeloablation durch Chemotherapie nicht benötigen, da sie in der Lage sind, sich durch immunologische Mechanismen ihren eigenen Raum innerhalb einer noch bestehenden Empfänger-Hämatopoese zu schaffen und den leukämischen Klon zu beseitigen. Diese Erkenntnisse führten zu modifizierten Transplantationsprotokollen, bei denen die Dosis der Konditionierungstherapie und die mit ihr verbundene

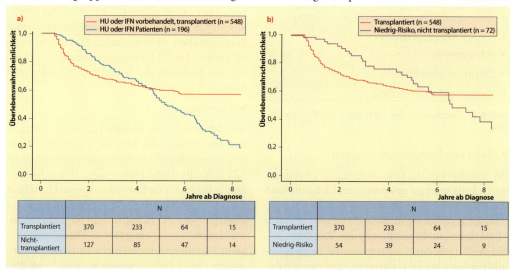

Abb. 6.4: Retrospektiver Vergleich der allogenen Geschwisterspender-Transplantation (IBMTR, n=548) mit einer medikamentösen Therapie (Hydroxyurea, n=121, IFN=75) bei Patienten aller Risikogruppen (A) und Niedrigrisiko-Patienten (B) (modifiziert nach (30)).

Toxizität durch maximale Ausnutzung der immuntherapeutischen Potenz der Lymphozyten des Spenders reduziert werden konnte (32). Mit Unterstützung einer intensivierten immunsuppressiven Therapie können Spender- und Empfänger-Hämatopoese sogar über einen längeren Zeitraum koexistieren. Die Kombination der nicht-myeloablativen Konditionierung mit z. T. mehreren, synergistisch wirkenden Immunsuppressiva wird als "dosismodifizierte Transplantation" bezeichnet (☞ Tab. 6.9). Die Bezeichnung "Minitransplantation" ist inkorrekt und sollte vermieden werden (34).

Fludarabin	30 mg/m^2/Tag über 6 Tage
Busulfan	4 mg/kg/Tag über 2 Tage
Antithymozyten-globulin (ATG)	5 oder 10 mg/kg/Tag über 4 Tage
Cyclosporin A	mehrere Wochen
Gesamtkörperbestrahlung (TBI)	2 Gy Einzeldosis
Mycophenolatmofetil	4 Wochen
Cyclosporin A	mehrere Wochen
Fludarabin	25 mg/m^2/Tag über 5 Tage
Cyclophosphamid	60 mg/kg KG/Tag über 2 Tage
Cyclosporin A	mehrere Wochen

Tab. 6.9: Beispiele für Therapieprotokolle für Transplantationen mit dosismodifizierter Konditionierung (33;35;36).

Aufgrund der durch die Dosisreduktion reduzierten Morbidität und Mortalität kann diese Form der Transplantation auch bei Patienten durchgeführt werden, bei denen eine konventionelle Transplantation aufgrund des Alters oder des reduzierten Allgemeinzustandes nicht mehr möglich ist. Die Zytopeniedauer ist kürzer, das Risiko für lebensbedrohliche Infektionen kleiner, die unter Umständen schwer verlaufende GvHD stellt jedoch auch hier ein nicht zu unterschätzendes Problem dar. Eine gut kontrollierte Grunderkrankung scheint eine wichtige Voraussetzung für eine erfolgreiche dosismodifizierte Transplantation zu sein. Die weitere Optimierung wird durch Erkennung leukämieassoziierter Antigene und Entwicklung einer leukämiespezifischen Immunität vermutlich wesentlich beeinflusst werden (35).

6.13. Schlussbemerkung

Bei der CML liegt die dem kurativen Potential der allogenen Stammzelltransplantation gegenüberstehende transplantationsassoziierte Mortalität durch akute GvHD und Infektionen noch immer bei 25 bis 30 %. Die große Variabilität der verschiedenen Konditionierungstherapien, der verwendeten Stammzellen und der GvHD-Prophylaxe erschwert insbesondere vor dem Hintergrund einer unterschiedlich stark ausgeprägten Selektion von Patienten einen direkten Vergleich einzelner Studien. Modifizierungen von Transplantationsprotokollen, die die GvHD und damit die transplantationsassoziierte Mortalität senken, führen häufig zu einer höheren Rezidivrate, durch den mit der GvHD verbundenen GvL-Effekt. Als Beispiel seien die niedrigere Mortalität, aber höhere Rezidivrate der T-Zell-Depletion und die höhere Mortalität, aber niedrigere Rezidivrate der Fremdspendertransplantation genannt. Hauptziele der gegenwärtig durchgeführten Studien sind die Trennung dieser Effekte mit Ausnutzung eines maximalen GvL-Effektes unter gleichzeitiger Inkaufnahme eines möglichst minimalen GvHD-Effektes. Für die Entscheidung der optimalen Therapie für den individuellen Patienten sollten die neuen Prognosescores bei jedem Patienten zum Einsatz kommen, da sie wichtige Entscheidungshilfen geben können.

6.14. Literatur

1. Silver RT, Woolf SH, Hehlmann R, Appelbaum FR, Anderson J, Bennett C, Goldman JM, Guilhot F, Kantarjian HM, Lichtin AE, Talpaz M, Tura S (1999): An evidence based analysis of the effect of busulfan, hydroxyurea, interferon, and allogeneic bone marrow transplantation in treating the chronic phase of chronic myeloid leukemia: developed for the American Society of Hematology. Blood 94, 1517-1536.

2. Gratwohl A, Hermans J, Goldman JM, Arcese W, Carreras E, Devergie A, Frassoni F, Gahrton G, Kolb HJ, Niederwieser D, Ruutu T, Vernant JP, de Witte T, Apperley J (1998): Risk assessment for patients with chronic myeloid leukaemia before allogeneic blood or marrow transplantation. Chronic Leukemia Working Party of the European Group for Blood and Marrow Transplantation. Lancet 352, 1087-1092.

3. Hansen JA, Gooley TA, Martin PJ, Appelbaum F, Chauncey TR, Clift RA, Petersdorf EW, Radich J, San-

ders JE, Storb RF, Sullivan KM, Anasetti C. (1998): Bone marrow transplants from unrelated donors for patients with chronic myeloid leukemia. N Engl J Med 338, 962-968.

4. McGlave PB, Shu XO, Wen W, Anasetti C, Nademanee A, Champlin R, Antin JH, Kernan NA, King R, Weisdorf DJ (2000): Unrelated donor marrow transplantation for chronic myelogenous leukemia: 9 years' experience of the National Marrow Donor Program. Blood 95, 2219-2225.

5. Beelen DW, Graeven U, Elmaagacli AH, Niederle N, Kloke O, Opalka B, Schaefer UW (1995): Prolonged administration of interferon-alpha in patients with chronic-phase Philadelphia chromosome-positive chronic myelogenous leukemia before allogeneic bone marrow transplantation may adversely affect transplant outcome. Blood 85, 2981-2890.

6. Giralt S, Szydlo R, Goldman JM, Veum-Stone J, Biggs JC, Herzig RH, Klein JP, McGlave PB, Schiller G, Gale RP, Rowlings PA, Horowitz MM (2000): Effect of short-term interferon therapy on the outcome of subsequent HLA-identical sibling bone marrow transplantation for chronic myelogenous leukemia: an analysis from the International Bone Marrow Transplant Registry. Blood 95, 410-415.

7. Hehlmann R, Hochhaus A, Kolb HJ, Hasford J, Gratwohl A, Heimpel H, Siegert W, Finke J, Ehninger G, Holler E, Berger U, Pfirrmann M, Muth A, Zander A, Fauser AA, Heyll A, Nerl C, Hossfeld DK, Löffler H, Pralle H, Queisser W, Tobler A (1999): Interferon-alpha before allogeneic bone marrow transplantation in chronic myelogenous leukemia does not affect outcome adversely, provided it is discontinued at least 90 days before the procedure. Blood 94, 3668-3677.

8. Clift RA, Buckner CD, Thomas ED, Bensinger WI, Bowden R, Bryant E, Deeg HJ, Doney KC, Fisher LD, Hansen JA, Martin P, McDonald GB, Sanders JE, Schoch G, Singer J, Storb R, Sullivan KM, Witherspoon RP, Appelbaum FR (1994): Marrow transplantation for chronic myeloid leukemia: a randomized study comparing cyclophosphamide and total body irradiation with busulfan and cyclophosphamide. Blood 84, 2036-2043.

9. Goldman JM, Gale RP, Horowitz MM, Biggs JC, Champlin RE, Gluckman E, Hoffmann RG, Jacobsen SJ, Marmont AM, McGlave PB, Messner HA, Rimm AA, Rozman C, Speck B, Tura S, Weiner RS, Bortin MM (1988): Bone marrow transplantation for chronic myelogenous leukemia in chronic phase. Increased risk for relapse associated with T-cell depletion. Ann Intern Med 108, 806-14.

10. Sehn LH, Alyea EP, Weller E, Canning C, Lee S, Ritz J, Antin JH, Soiffer RJ (1999): Comparative outcomes of T-cell-depleted and non-T-cell-depleted allogeneic bone marrow transplantation for chronic myelogenous leuke-

mia: impact of donor lymphocyte infusion. J Clin Oncol 17, 561-568.

11. Apperley JF, Gluckman E, Gratwohl A, et al (2000): The EBMT Handbook. Blood and Marrow Transplantation. Revised Edition.

12. Einsele H, Ehninger G, Hebart H, et al (1995): Polymerase chain reaction monitoring reduces the incidence of cytomegalovirus disease and the duration and side effects of antiviral therapy after bone marrow transplantation. Blood 86, 2815-2820.

13. Gratwohl A, Hermans J, Apperley J, Arcese W, Bacigalupo A, Bandini G, di Bartolomeo P, Boogaerts M, Bosi A, Carreras E (1995): Acute graft-versus-host disease: grade and outcome in patients with chronic myelogenous leukemia. Working Party Chronic Leukemia of the European Group for Blood and Marrow Transplantation. Blood 86, 813-818.

14. Storek J, Gooley T, Siadak M, Bensinger WI, Maloney DG, Chauncey TR, Flowers M, Sullivan KM, Witherspoon RP, Rowley SD, Hansen JA, Storb R, Appelbaum FR (1997): Allogeneic peripheral blood stem cell transplantation may be associated with a high risk of chronic graft-versus-host disease. Blood 90, 4705-4709.

15. Martino R, Romero P, Subira M, et al (1999): Comparison of the classic Glucksberg criteria and the IBMTR Severity Index for grading acute graft-versus-host disease following HLA-identical sibling stem cell transplantation. Bone Marrow Transplantation 24, 283-287.

16. Glucksberg H, Storb R, Fefer A, et al (1974): Clinical manifestations of graft-versus-host disease in human recipients of marrow from HLA-matched sibling donors. Transplantation 18, 295-304.

17. van Rhee F, Szydlo RM, Hermans J, et al (1997): Long-term results after allogeneic bone marrow transplantation for chronic myelogenous leukemia in chronic phase: a report from the Chronic Leukemia working Party of the European Group for Blood and Marrow Transplantation. Bone Marrow Transplantation 20, 553-560.

18. Socié G, Stone JV, Wingard JR, et al (1999) Long-term survival and late deaths after allogeneic bone marrow transplantation. N Engl J Med 341, 14-21.

19. van Lint MT, Uderzo C, Locasciulli A, et al (1998): Early treatment of acute graft versus host disease with high-or low-dose 6-methylprednisolone: A multicenter randomized trial from the Italian Group for Bone Marrow Transplantation. Blood 92, 2288-2293.

20. Gaziev D, Galimberti M, Lucarelli G, et al (2000): Chronic graft-versus-host disease: is there an alternative to the conventional treatment ? Bone Marrow Transplant 25, 689-696.

21. Bearmann SI (1995): The syndrome of hepatic veno-occlusive disease after marrow transplantation. Blood 85, 3005-3020.

22. Carreras E, Bertz H, Arcese W, et al (1998): Incidence and outcome of hepatic veno-occlusive disease after blood or marrow transplantation: A prospective cohort study of the European Group for Blood and Marrow Transplantation. Blood 92, 3599-3604.

23. Salat C, Holler E, Kolb HJ, et al (1997): Plasminogen activator inhibitor confirms the diagnosis of hepatic veno-occlusive disease in patients with hyperbilirubinemia after bone marrow transplantation. Blood 89, 2184-2188.

24. Kolb HJ, Schattenberg A, Goldman JM, Hertenstein B, Jacobsen N, Arcese W, Ljungman P, Ferrant A, Verdonck L, Niederwieser D, van Rhee F, Mittermüller J, de Witte T, HollerE, Ansari H (1995): Graft-versus-leukemia effect of donor lymphocyte transfusions in marrow grafted patients. European Group for Blood and Marrow Transplantation Working Party Chronic Leukemia. Blood 86, 2041-2050.

25. Mackinnon S, Papadopoulos EB, Carabasi MH, Reich L, Collins NH, Boulad F, Castro-Malaspina H, Childs BH, Gillio AP, Kernan NA, Small TN, Young JW, O'Reilly RJ (1995): Adoptive immunotherapy evaluating escalating doses of donor leukocytes for relapse of chronic myeloid leukemia after bone marrow transplantation: separation of graft-versus-leukemia responses from graft-versus-host disease. Blood 86, 1261-1268.

26. Giralt S, Hester J, Huh Y, Hirsch-Ginsberg C, Rondon G, Seong D, Lee M, Gajewski J, Van Besien K, Khouri I, et al. (1995): CD8-depleted donor lymphocyte infusion as treatment for relapsed chronic myelogenous leukemia after allogeneic bone marrow transplantation. Blood 86, 4337-4343.

27. Dazzi F, Szydlo RM, Craddock C, Cross NC, Kaeda J, Chase A, Olavarria E, van Rhee F, Kanfer E, Apperley JF, Goldman JM (2000): Comparison of single-dose and escalating-dose regimens of donor lymphocyte infusion for relapse after allografting for chronic myeloid leukemia. Blood 95, 67-71.

28. Higano CS, Chielens D, Raskind W, Bryant E, Flowers ME, Radich J, Clift R, Appelbaum F (1997): Use of alpha-2a-interferon to treat cytogenetic relapse of chronic myeloid leukemia after marrow transplantation. Blood 90, 2549-2554.

29. Steegmann JL, Casado LF, Tomas JF, Sanz-Rodriguez C, Granados E, de la Camara R, Alegre A, Vazquez L, Ferro MT, Figuera A, Arranz R, Fernandez-Ranada JM. (1999): Interferon alpha for chronic myeloid leukemia relapsing after allogeneic bone marrow transplantation. Bone Marrow Transplant 23, 483-488.

30. Gale RP, Hehlmann R, Zhang MJ, Hasford J, Goldman JM, Heimpel H, Hochhaus A, Klein JP, Kolb HJ, McGlave PB, Passweg JR, Rowlings PA, Sobocinski KA, Horowitz MM (1998): Survival With Bone Marrow Transplantation Versus Hydroxyurea or Interferon for Chronic Myelogenous Leukemia Blood 91, 1810-1819.

31. Italian Cooperative Study Group on Chronic Myeloid Leukemia and Italian Group for Bone Marrow Transplantation (1999): Monitoring treatment and survival in chronic myeloid leukemia. J Clin Oncol 17, 1858-1868.

32. Hehlmann R, Berger U, Hochhaus A, Reiter A, Pfirrmann M, Hasford J, Heimpel H, Hossfeld DK, Huber C, Kolb HJ, Löffler H, Pralle H, Queisser W, Gratwohl A, Tobler A, and the German CML Study Group (2000): Genetic randomization of allogeneic BMT vs. drug treatment in chronic myelogenous leukemia: the German CML study III. Blood 96 Supp. 1, 141a.

33. Slavin S, Nagler A, Naparstek E et al. (1998): Nonmyeloablative stem cell transplantation and cell therapy as an alternative to conventional bone marrow transplantation with lethal cytoreduction for the treatment of malignant and nonmalignant hematologic diseases. Blood 91, 756-763.

34. Bornhäuser M, Thiede C, Schuler U, Platzbecker U, Freiberg-Richter J, Helwig A, Plettig R, Röllig C, Naumann R, Kroschinsky F, Neubauer A, Ehninger G. (2000): Dose-reduced conditioning for allogeneic blood stem cell transplantation: durable engraftment without antithymocyte globulin. Bone Marrow Transplant 26, 119-125.

35. McSweeney P, Niederwieser D, Shizuru JA et al (2001): Hematopoietic cell transplantation in older patients with hematologic malignancies: replacing high-dose cytotoxic therapy with graft-versus-tumor effects. Blood 97, 3390-3400.

36. Childs R, Clave E, Contentin N, et al (1999): Engraftment kinetics after nonmyeloablative allogeneic peripheral blood stem cell transplantation: Full donor T-cell chimerism precedes alloimmune responses. Blood 94, 3234-3241.

Intensive Chemotherapie, autologe Stammzelltransplantation

7. Intensive Chemotherapie, autologe Stammzelltransplantation

7.1. Einleitung

Die einzige bislang verfügbare, kurative Therapie der CML besteht in der Durchführung einer allogenen Stammzell- bzw. Knochenmarktransplantation. Allerdings findet sich nur für einen Teil der jüngeren Patienten ein voll kompatibler Familien- oder Fremdspender. Trotz Verbesserungen in der supportiven Behandlung in den letzten Jahren ist das Risiko der transplantationsassoziierten Mortalität auch weiterhin nicht zu unterschätzen. Bei der Mehrzahl der CML-Patienten ist aufgrund ihrer Komorbidität oder ihres Alters eine allogene Transplantation nicht durchführbar und damit eine Heilung nicht möglich.

Für diese Patientengruppe steht eine medikamentöse Therapie mit IFN-α mit oder ohne low-dose Ara-C oder Hydroxyurea zur Verfügung. Allerdings können damit nur begrenzte Verbesserungen in der Überlebenszeit erreicht werden. Für einen Teil dieser Patienten gibt es noch eine therapeutische Alternative, die in einer Therapieintensivierung besteht, entweder in Form einer intensiven Chemotherapie oder einer autologen Stammzelltransplantation.

7.2. Wissenschaftlicher Hintergrund

Aus der Überlegung heraus, dass eine Therapieintensivierung zu einer Reduktion der Tumorlast und damit möglicherweise zu einer Verlängerung des Überlebens führt, werden seit den 70er Jahren weltweit intensive Kombinationschemotherapien eingesetzt. Dabei wurden überwiegend Substanzen und Therapieschemata wie bei akuten Leukämien eingesetzt (Antrazykline, Ara-C, Thioguanin, Methotrexat, Asparaginase, Etoposid, Busulfan, Vincristin und Cyclophosphamid). In verschiedenen kleineren nicht-kontrollierten Studien wurden bei bis zu 70 % der Behandelten partielle oder komplette zytogenetische Remissionen erzielt. Diese Ergebnisse liegen deutlich über denen unter alleiniger Interferontherapie, waren allerdings nur von kurzer Dauer. Ein Überlebensvorteil konnte bisher in keiner Studie gesichert werden (1-3).

Als ein weiteres alternatives Therapieverfahren zur Tumorlastreduktion wurde schon früh die autologe Knochenmarktransplantation nach hochdosierter Chemotherapie eingesetzt (4). Initial wurde die Autotransplantation nur in fortgeschrittenen Krankheitsstadien der CML durchgeführt (5). Ziel einer Autotransplantation in einer Akzelerations- oder Blastenphase ist das Erreichen einer zweiten chronischen Phase. Die Ansprechraten hinsichtlich hämatologischer und zytogenetischer Remission sind allerdings deutlich niedriger als in den frühen Stadien der CML.

Bei einer Vielzahl hämatologischer Erkrankungen hat sich die Autotransplantation als effektiv erwiesen. Beim Plasmozytom sowie bei einigen Lymphomentitäten ist ihre Indikation heute unumstritten. Auch in der Therapie solider Tumoren spielt die Autotransplantation eine zunehmende Rolle, befindet sich zum Teil jedoch noch im experimentellen Stadium und sollte kontrollierten Studien vorbehalten werden. Der Stellenwert der Autotransplantation bei der Behandlung der CML ist bis heute ungeklärt und Gegenstand laufender Studien (Deutsche CML Studie IIIA, Studienleiter Prof. Dr. R. Hehlmann).

Bisherige Ergebnisse von zum Teil nicht randomisierten Studien zeigen eine Verlängerung der chronischen Phase nach Autotransplantation. Ob damit eine signifikante Verlängerung der Überlebenszeit erreicht werden kann wird noch kontrovers diskutiert. Erste Langzeitbeobachtungen verschiedener kleiner unkontrollierter Serien deuten auf eine mögliche Überlebenszeitverlängerung hin (6;7).

Bei der Hälfte der Patienten kann durch eine Autotransplantation eine komplette zytogenetische Remission erreicht werden (8). Bei nahezu allen Patienten kommt es jedoch innerhalb der ersten 12-24 Monaten nach Transplantation zu einem Rezidiv (9). Die hämatologische Remission kann danach noch weiter bestehen. Nur in Einzelfällen bleibt die zytogenetische Vollremission über 12 Monate hinaus erhalten. Ein weiterer Effekt, der nach einer Autotransplantation beobachtet werden kann, ist eine Steigerung der Sensibilität von

Leukämiezellen auf Interferon. Auch bei Patienten, die zuvor resistent gegenüber Interferon alpha waren, kann nach Transplantation wieder ein Ansprechen auf Interferon alpha erreicht werden.

Eine definitive Heilung der CML kann hierdurch im Gegensatz zur allogenen Transplantation jedoch nicht erzielt werden. Die Ursache liegt dafür u.a. im Fehlen einer immunologischen Reaktion, die für die Heilung der CML nach allogener Transplantation mitverantwortlich ist. Ein in diesem Sinne wichtiger Graft-versus-Leukemia oder Graft-versus-host Effekt tritt bei syngener oder autologer Transplantation nicht auf (10). In Analogie werden auch nach Zwillingstransplantationen seltener Heilungen und häufiger Rezidive beobachtet.

7.3. Stammzellgewinnung

Heute hat die Transfusion autologer aus dem peripheren Blut gewonnener hämatopoetischer Stammzellen (**P**eriphere **B**lut-**S**tammzell-Transplantation, PBSCT) die anfängliche autologe Knochenmarktransplantation weitgehend abgelöst. Sie wird nur noch durchgeführt, wenn nicht ausreichend Stammzellen ins Blut mobilisiert werden können. Die Verwendung von peripheren Stammzellen hat mehrere Vorteile:

- Die Entnahme benötigt keine Vollnarkose
- Die hämatologische Regeneration nach Transplantation erfolgt rascher
- Die Tumorzellkontamination scheint geringer

Schon frühzeitig gaben in *in-vitro* und *in-vivo* Untersuchungen Hinweise darauf, dass sich im Knochenmark von Patienten mit einer chronischen myeloischen Leukämie neben dem malignen Zellklon normale Ph-negative, HLA-DR negative Stammzellen befinden. Daher ist es möglich, Ph-negative Stammzellen aus dem peripheren Blut oder dem Knochenmark zu sammeln. Selbst bei Patienten in Transformation findet sich im Knochenmark eine residuale Ph-negative benigne Hämatopoese. Diese gilt es zur Restitution der Blutbildung nach hochdosierter Chemotherapie zu gewinnen.

Allerdings ist der Anteil an benignen pluripotenten Stammzellen zum Zeitpunkt der Diagnose am Größten und nimmt mit dem Fortschreiten der Erkrankung ab. Nach längerer Applikation von Chemotherapeutika kann durch Schädigung des gesunden Knochenmarkes der Anteil an CD34 positiven und Ph-negativen Stammzellen abnehmen, so dass eine Mobilisation von Stammzellen nicht mehr möglich oder für eine Transplantation unzureichend ist. Zur optimalen Zellgewinnung ist daher eine frühzeitige Mobilisation möglichst in den ersten Wochen nach Diagnosestellung empfehlenswert.

Es gibt verschiedene Möglichkeiten, Stammzellen zu sammeln.

Zum Zeitpunkt der Diagnose ist es möglich ohne vorherige Chemotherapie oder Gabe von Wachstumsfaktoren Stammzellen zu gewinnen („steady state'). Diese Methode kann bei initial hohen Zellzahlen angewandt werden, birgt jedoch die Gefahr der hohen Kontamination des Apheresates mit Ph-positiven Zellen.

Eine weitere Möglichkeit besteht in der Mobilisierung mit G-CSF bei Patienten in hämatologischer Remission unter IFN Therapie. Dabei zeigte sich insbesondere bei Patienten in kompletter zytogenetischer Remission ein hoher Anteil an Ph-negativen Leukapheresaten. In keinem der berichteten Fälle kam es bei den kompletten zytogenetischen Respondern durch die G-CSF Therapie zu einem Rezidiv (11;12).

In den meisten Fällen wird jedoch eine aplasieinduzierende hochdosierte Chemotherapie verabreicht und anschließend mit G-CSF mobilisiert. Die Chemotherapie soll den Anteil an Ph-positiven Zellen weiter reduzieren und die Ausschwemmung von Ph-negativen Stammzellen begünstigen im Sinne eines sogenannten *in-vivo*-purgings. Durch die Aplasie macht man sich den Wachstumsvorteil der Ph-negativen Hämatopoese gegenüber der malignen Hämatopoese in der frühen Regenerationsphase zunutze. Die Mobilisierung mit Chemotherapie und Wachstumsfaktoren steigert in der Regenerationsphase die Ausschwemmung von Stammzellen in die Peripherie.

Zur Mobilisation sind bisher verschiedene Chemotherapieprotokolle publiziert worden (☞ Tab. 7.1).

Das am häufigsten angewandte Therapieschema ist das Mini-ICE Protokoll. Die Kombination von Idarubicin, Etoposid und Cytosinarabinosid (ICE/mini-ICE) und seine Modifikationen zählen zu den effektivsten Therapieverfahren zur Mobili-

Mobilisierungsschema			
G-CSF-Mono	G-CSF	5-10 µg/kg/Tag	Tag 1 bis Leukahpereseende (Leukapherese ab Tag 4-5)
ICE	Idarubicin	6-8 mg/m^2/Tag	Tag 1-5
	Ara C	600-800 mg/m^2/Tag	Tag 1-5
	Etoposid	150 mg/m^2/Tag	Tag 1-3
	G-CSF	5 µg/kg s.c. tägl	
Mini-ICE	Idarubicin	6-8 mg/m^2/Tag	Tag 1-3
	Ara C	600-800 mg/m^2/Tag	Tag 1-3
	Etoposid	150 mg/m^2/Tag	Tag 1-3
	G-CSF	5 µg/kg s.c. tägl.	
Hochdosis-Hydroxyurea	Hydroxyurea	3,5 g/m^2/Tag	Tag 1-7
	G-CSF	300 µg/Tag	ab Tag 8
IdAC (2+5)	Idarubicin	12 mg/m^2/Tag	Tag 1-2
	Ara C	100 mg/m^2/Tag	Tag 1-5
	G-CSF	10 µg/kg s.c. tägl.	ab Tag 8
Cyclophosphamid	Cyclophosphamid	4 g/m^2/Tag	Tag 1
	G-CSF	5 µg/kg s.c. tägl.	ab Tag 4

Tab. 7.1: Mobilisierungstherapien.

sation von Ph-negativen Stammzellen. Mini-ICE ist im Vergleich zu anderen Mobilisationstherapien (IdAC, ICE) weniger toxisch auf den Gastrointestinaltrakt und mit kürzeren Krankenhausaufenthalten verbunden. Es wird im allgemeinen gut von den Patienten toleriert. Unterschiede in den zytogenetischen Resultaten im Leukphereseprodukt und der Ausbeute an CD34 positiven Zellen nach ICE bzw. Mini-ICE wurden nicht beobachtet. Bei Patienten ohne zytogenetische Remission unter IFN konnte in 21 % ein Ph-negatives Leukapheresat und in 14 % ein Leukapheresat mit partieller zytogenetischer Remission (<35 % Ph+) gewonnen werden (13). Die zu erwartende postzytostatische Neutropenie (Leukozytenwerte <1.000/µl) liegt im Median bei 17 Tagen, die zu erwartende Thrombopeniedauer (< 50.000/µl) liegt im Median bei 20 Tagen (14). Die meisten Patienten benötigen Erythrozyten- und Thrombozytenkonzentrate. Infektionen in der Neutropenie sind die häufigsten Komplikationen nach Mobilisierungstherapie. Selten (ca. 1-2 %) treten therapieassoziierte Todesfälle auf, meist im Rahmen einer nicht beherrschbaren Sepsis in der Zytopenie.

In der frühen Regenerationsphase des Knochenmarks, bei Leukozytenzahlen von 800-1.000/µl wird der Anteil an CD34-positiven Zellen im peripheren Blut bestimmt. Bei Erreichen einer Konzentration von 5 CD34-positiven Zellen/µl im peripheren Blut wird die erste Leukapherese durchgeführt. In Abhängigkeit von den Vortherapien und dem Krankheitsstadium sind drei bis vier Leukapheresen notwendig, um eine für eine Transplantation genügende Zellzahl mit einem Sicherheitsfaktor zu asservieren. Für eine Transplantation werden zur Regeneration der Hämatopoese mindestens 2×10^6 CD34-positive Zellen/kg KG benötigt. Der Anteil der Ph-negativen Zellen ist in den frühen Leukapheresaten am höchsten und nimmt im Verlauf der Sammlungen ab (☞ Abb. 7.1).

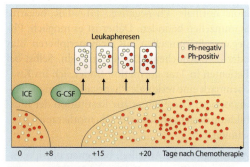

Abb. 7.1: Sammlung Ph-negativer Stammzellen in der hämatologischen Erholungsphase nach Chemotherapie (Carella et al., San Giovanni Rotondo).

Jedes Leukapheresat wird anschließend immunzytochemisch auf CD34 und auf die Anzahl an mononukleären Zellen und Granulozyten-Makrophagen-koloniebildenden Einheiten (CFU-GM) untersucht. Mit der Zytogenetik wird der Anteil an Ph-positiven Zellen im Leukapheresat bestimmt. Nach Mobilisation in der frühen chronischen Phase weisen ca. 75 % der Patienten im Leukapheresat eine komplette oder partielle zytogenetische Remission auf, bei Patienten in fortgeschrittenem Krankheitsverlauf ist dieser Anteil deutlich niedriger. Durch die sensitive quantitative RT-PCR werden für jede Probe die Anzahl der BCR-ABL-Transkripte und der BCR-ABL/ABL Quotient bestimmt. Sie stellt ein adäquates Verfahren dar, um auch bei in der Zytogenetik Ph-negativen Leukapheseprodukten eine minimale Resterkrankung festzustellen. Der Quotient BCR-ABL/ABL ist in den ersten Leukapheresen am niedrigsten und nimmt im Verlauf der weiteren Leukapheresen zu. Je höher der Anteil an Ph-positiven Zellen im Leukapheresat ist, desto geringer ist die Wahrscheinlichkeit eines zytogenetischen Ansprechens nach der Autotransplantation. Eine zytogenetische Remission ist jedoch möglicherweise für das Erreichen eines Überlebensvorteils wichtig.

Um den Anteil an Ph-negativen Zellen im Leukapheresat zu erhöhen, wurden bislang verschiedene Reinigungs- ("Purging") Verfahren angewandt. Ein Teil dieser Verfahren befindet sich noch im experimentellen Stadium.

▶ Verschiedene *In-vitro*-Purgingverfahren wurden bisher angewendet:

- FACS-Sorting von CD34-positiven, HLA DR-negativen Zellen. Diese sind im Gegensatz zu HLA DR-positiven Zellen Ph-negativ
- Selektive Reduktion von Ph-positiven Progenitorzellen durch *in-vitro*-Purging mit Derivaten des Cyclophosphamids
- Inkubation von Knochenmarkkulturen mit Interferon gamma
- In Langzeitkulturen von Knochenmark über 10 Tage konnte eine Reduktion von Ph-positiven und eine Anreicherung von Ph-negativen Vorläuferzellen beobachtet werden
- Antisenseoligonukleotide gegen BCR-ABL oder gegen c-myb
- Zur Zeit laufen Untersuchungen über *in-vitro*-Purging Verfahren mit dem Tyrosinkinaseinhibitor STI571 (Glivec®)

Durch Purging kommt es zu einem Verlust von Stammzellen im Leukapheresat. Dies muss bei der Sammlung berücksichtigt werden. Zum Teil kann es auch zu einer Schädigung von Stammzellen kommen, was sich in einer längeren Aplasiephase oder fehlendem Engraftment nach Transplantation bemerkbar macht. Nach den bisherigen Erfahrungen zeigen Autotransplantationen mit gepurgten Transplantaten ähnliche klinische Resultate wie ungepurgte.

Die gewonnenen Stammzellen werden baldmöglichst, spätestens aber nach 72 Stunden kryokonserviert und bis zur Transplantation aufbewahrt. Liegen genügend Stammzellen mit entsprechendem Back-up vor wird der Patient auf die Transplantation vorbereitet. Vor der Konditionierung muss die Qualität jedes Stammzellpräparates gesichert sein. Vor der geplanten Hochdosischemotherapie sollte der Patient gründlich internistisch untersucht und abgeklärt werden (einschließlich HNO- und Zahnstatus; Fokussuche), um die Rate an Nebenwirkungen und Komplikationen möglichst gering zu halten.

7.4. Autotransplantation

7.4.1. Konditionierung

Die Konditionierung besteht aus einer hochdosierten Chemotherapie, deren Ziel eine größtmögliche Reduktion der Tumorlast ist. Dazu werden in der Literatur unterschiedliche Konditionierungsschemata mit den Substanzen Busulfan, Cyclophosphamid, Melphalan und Ganzkörperbestrahlung angewandt. Derzeit wird jedoch am häufigsten Busulfan eingesetzt, da es eine geringe Toxizität aufweist und von den Patienten gut toleriert wird. Die durch die Konditionierung induzierte Aplasiephase wird durch den anschließenden Stammzellsupport und die Gabe von G-CSF verkürzt.

Die Stammzellgabe (minimal 2×10^6 CD34$^+$ Zellen/kg KG) erfolgt einen Tag (Tag 0) nach Abschluss der Chemotherapie. Supportive Maßnahmen umfassen eine antibiotische Prophylaxe, die Behandlung in Isolation und die Substitution von bestrahlten Blutprodukten. Wachstumsfaktoren werden ab Tag +2 nach Stammzellretransfusion verabfolgt bis zur hämatologischen Regeneration. Der Median bis zum Leukozytenanstieg auf >1.000/µl liegt bei 12 Tagen (Bereich 6-20), bis zur Regeneration der Thrombozyten über >50.000/µl bei 20 Tagen (Bereich 10-123) (14).

7.4.2. Komplikationen

Therapieassoziierte Todesfälle sind selten und liegen unter 5 %. Die Hauptursache liegt in Infektionen während der Aplasiephase (z.B. Pilzpneumonien). Die meisten Patienten leiden nach Konditionierung mit Busulfan an einer, in 50 % der Fällen zum Teil sehr ausgeprägten, Stomatitis. Nur ein geringer Anteil von Patienten entwickelt hepatische oder gastrointestinale Nebenwirkungen. Selten wird eine Busulfan-induzierte Lungenfibrose, eine venookklusive Erkrankung oder ein epileptischer Anfall beobachtet. Zur Prophylaxe eines epileptischen Anfalls wird Phenytoin über 7 Tage verabreicht mit Beginn vor der Busulfangabe.

7.4.3. Erhaltungstherapie

Zur Aufrechterhaltung einer Remission nach Transplantation scheint, wie bei der allogenen Transplantation, das Fortdauern einer immunologischen Reaktion (entsprechend einer ‚Graft-versus-Leukemia'-Reaktion) gegen Leukämiezellen eine entscheidende Rolle zu spielen. Alle Patienten sollten daher nach vollständiger hämatologischer Rekonstitution Interferon alpha erhalten.

7.4.4. Ergebnisse

Es gibt bisher keine Ergebnisse von randomisierten Studien zur Autotransplantation bei CML. Alle publizierten Ergebnisse beziehen sich auf nicht randomisierte, meist monozentrische durchgeführte Studien. Anfänglich sind Autotransplantationen überwiegend bei CML im fortgeschrittenen Krankheitsverlauf, d.h. in der Akzelerations- und Blastenphase durchgeführt worden. Die mediane Überlebenszeit bei Patienten, die in der Akzelerations- oder Blastenphase transplantiert wurden, ist mit durchschnittlich 20 Monaten kurz (15). Dabei zeigte sich, dass die Ergebnisse wie zu erwarten, in der Akzeleration besser sind als in der Blastenkrise. Die besten Ergebnisse der Autotransplantation werden allerdings in der frühen chronischen Phase erzielt. Zu diesem Zeitpunkt kann auch der höchste Anteil an zytogenetischen Remissionen im Leukapheresat erzielt werden. Neuere Publikationen von monozentrischen, nicht randomisierten Studien zeigten in 53 % eine komplette und in 33 % eine partielle Remission nach Autotransplantation. Nach einer medianen Beobachtungszeit von 20 Monaten befindet sich noch die Hälfte der Patienten in kompletter zytogenetischer Remission, die andere Hälfte erlitt ein Rezidiv, im Median nach 5 Monaten. Nach einer medianen Beobachtungszeit von 24 Monaten (Bereich 6-76) leben noch 87 % der Patienten (☞ Abb. 7.2) (8).

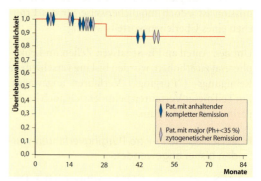

Abb. 7.2: Überleben nach autologer Stammzelltransplantation. Patienten mit anhaltender kompletter oder major (Ph+<35 %) zytogenetischer Remission sind gekennzeichnet (nach (8)).

Idarubicin und Etoposid + TBI	Idarubicin	50 mg	Tag -11
	Etoposid	800 mg/m²	Tag -8/-7
	Radiatio	850 cGy	Tag -2
Busulfan + TBI	Busulfan	4 mg/kg/Tag	Tag 1-4
Busulfan + Cyclophosphamid	Busulfan	4 mg/kg/Tag	Tag 1-4
	Cyclophosphamid	120 mg/kg/Tag	Tag 1-2
Busulfan + Melphalan	Busulfan	4 mg/kg/Tag	Tag 1-4
	Melphalan	140 mg/m²	Tag 1

Tab. 7.2: Auswahl von Konditionierungstherapien.

Untersucht man die Ph-negativen Leukapheresate zusätzlich molekulargenetisch, so zeigt sich eine gute Korrelation zwischen dem BCR-ABL/ABL-Quotienten und dem zytogenetischen Ansprechen nach Autotransplantation und der Dauer der Remission (16).

> Bis heute ist die Autotransplantation bei der CML kein etabliertes standardisiertes Verfahren, da bisher kein gesicherter Überlebensvorteil nachgewiesen werden konnte. Patienten, für die die Autotransplantation eine Therapieoption darstellt, sollten deshalb in Therapiestudien behandelt werden. In der CML Studie IIIA (Studienleiter: Prof. Dr. R. Hehlmann, Mannheim) wird derzeit randomisiert untersucht, ob bei Patienten ohne Spender eine Hochdosistherapie mit Autotransplantation einen Überlebensvorteil bringt.

7.5. Literatur

1. Kantarjian HM, Talpaz M, Keating MJ, Estey EH, O'Brien S, Beran M, McCredie KB, Gutterman J, Freireich EJ (1991): Intensive chemotherapy induction followed by interferon-alpha maintenance in patients with Philadelphia chromosome-positive chronic myelogenous leukemia. Cancer 68, 1201-1207

2. Simonsson B, Öberg G, Killander A, Björemann M, Björkholm M, Gahrton G, Hast R, Turesson I, Udén AM, Malm C, Vilén L, Wahlin A, Löfvenberg E, Carneskog J, Westin J (1993): Intensive treatment in order to minimize the Ph-positive clone in chronic myelogenic leukemia. Stem Cells 11, 73-76

3. Lengfelder E, Hehlmann R (1996): Intensive combination chemotherapy in treatment of CML. Bone Marrow Transplant 17, 55-57

4. Bruckner CD, Stewart O, Clift RA, et al (1978): Treatment of blastic transformation of chronic granulocytic leukemia by chemotherapy, total body irradiation and infusion of cryopreserved autologous marrow. Exp Hematol 6, 96-99

5. Reiffers J, Troutte R, Marit G, Montastruc M, Faberes C, Cony-Makhoul P, David B, Bordeau MJ, Bilhou-Nabera C, Lacombe F, Feuillatre-Fabre F, Vezon G, Bernard PH, Brouset A (1991): Autologous blood stem cell transplantation for chronic granulocytic leukaemia in transformation: A report of 47 cases. Br J Haematol 77, 339-345

6. Hoyle C, Gray R, Goldman J (1994): Autografting for patients with CML in chronic phase: An update. Br J Hematol 86, 76-81

7. Reiffers J, Goldman J, Meloni G, Cahn JY, Gratwohl A: Autologous stem cell transplantation in chronic myelogenous leukemia (1994): A retrospective analysis of the European Group for Bone Marrow Transplantation. Bone Marrow Transplant 14, 407-410

8. Carella AM, Lerma E, Corsetti MT, Dejana A, Basta P, Vassallo F, Abate M, Soracco M, Benvenuto F, Figari O, Podesta M, Piaggio G, Ferrara R, Sessarego M, Parodi C, Pizzuti M, Rubagotti A, Occhini D, Frassoni F (1999): Autografting with Philadelphia chromosome-negative mobilized hematopoietic progenitor cells in chronic myelogenous leukemia. Blood 93, 1534-1539

9. Verfaillie CM, Bhatia R, Steinbuch M, DeFor T, Hirsch B, Miller JS, Weisdorf D, Mc Glave PB (1998): Comparative analysis of autografting in chronic myelogenous leukemia: Effects of priming regimen and marrow or blood origin of stem cells. Blood 92, 1820-1831

10. Sawyers CL (1999): Chronic myeloid leukemia. N Engl J Med 340, 1330-1340

11. Archimbaud E, Michallet M, Philip I, Clapisson G, Belhabri A, Guilhot F, Stryckmans P, Adeleine P, Fière D (1997): Granulocyte colony-stimulating factor given in addition to interferon-α to mobilize peripheral blood stem cells for autologous transplantation in chronic myeloid leukemia. Br J Haematol 99, 678-684

12. Olavarria E, Parker S, Craddock C, Philpott N, Tiniakou M, Chase A, Kanfer E, Apperley J, Goldman JM (2000): Collection of Ph-negative progenitor cells from interferon responsive patients with chronic myeloid leukemia: effect of granulocyte-colony-stimulating factor mobilization. Haematologica 85, 647-652

13. Carella AM, Simonsson B, Link H, Lennard A, Boogaerts M, Gorin NC, Tomas-Martinez JF, Dabouz-Harrouche F, Gautier L, Badri N (1998): Mobilization of Philadelphia-negative peripheral blood progenitor cells with chemotherapy and rhuG-CSF in chronic myelogenous leukaemia patients with a poor response to interferon-alpha. Br J Haematol 101, 111-118

14. Fischer T, Neubauer A, Mohm J, Huhn D, Busemann C, Link H, Arseniev L, Büssing B, Novotny J, Ganser A, Duyster J, Bunjes D, Kreiter S, Aulitzky W, Hehlmann R, Huber C (1998): Chemotherapy-induced mobilization of karyotypically normal PBSC for autografting in CML. Bone Marrow Transplant 21, 1029-1036

15. Pigneux A, Faberes C, Boiron JM, Mahon FX, Cony-Makhoul P, Agape P, Lounici A, Bernard Ph, Bilhou-Nabera C, Bouzgarrou R, Marit G, Reiffers J (1999): Autologous stem cell transplantation in chronic myeloid leukemia: a single center experience. Bone Marrow Transplant 24, 265-270

16. Corsetti MT, Lerma E, Dejana A, Cavaliere M, Figari O, Vassallo F, Abate M, Luchetti S, Piaggio G, Parodi C, Li Pira G, Manca F, Carella AM (2000): Cytogenetic response to autografting in chronic myelogenous leukemia correlates with the amount of BCR-ABL positive cells in graft. Exp Hematol 28, 104-111

Hemmung der Tyrosinkinase-Aktivität durch STI571

8. Hemmung der Tyrosinkinase-Aktivität durch STI571

Proteinkinasen sind eine grosse Familie homologer Proteine, die aus zwei Subfamilien, den Serin-Threonin-Kinasen und den Tyrosinkinasen, besteht. Proteinkinasen sind Teil der Signaltransduktionswege und spielen eine zentrale Rolle in verschiedenen biologischen Prozessen, wie Zellwachstum, Stoffwechsel, Differenzierung und Apoptose. Die Entwicklung selektiver Inhibitoren ist ein vielversprechender Ansatz für die Entwicklung neuer Medikamente (1)

Nach der Erkenntnis, dass das BCR-ABL-Protein eine zentrale Rolle in der Pathogenese der CML spielt, wurden Anstrengungen unternommen, eine molekular gerichtete Therapie der CML zu etablieren. Da die transformierende Kapazität von BCR-ABL in der ABL-Tyrosinkinase liegt, wurde ein Wirkstoff gesucht, der diese Tyrosinkinase möglichst spezifisch blockieren sollte.

Tyrosinkinasen binden ATP und übertragen Phosphatgruppen von ATP auf Tyrosinreste verschiedener Substrate. Im Falle von BCR-ABL ist diese Aktivität letztendlich für die exzessive Proliferation myeloischer Zellen verantwortlich (☞ Abb. 8.1, nach (2)).

8.1. Präklinische Testung

Ein Inhibitor der ABL-Tyrosinkinase ist das 2-Phenylaminopyrimidinderivat STI571 (früher auch CGP57148B, jetzt Imatinibmesylat, Glivec®) (☞ Abb. 8.1, 8.2). Druker und Mitarbeiter zeigten, dass STI571 das Wachstum von CML-Zellinien und BCR-ABL-positiven Kolonien selektiv unterdrückt (3-5). STI571 hemmt selektiv die Tyrosinkinasen ABL, BCR-ABL, TEL-ABL, PDGF-R, TEL-PDGF-R, ARG und c-kit (1;6).

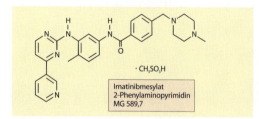

Abb. 8.1: Strukturformel des 2-Phenylaminopyrimidin-Derivates STI571 (Imatinibmesylat).

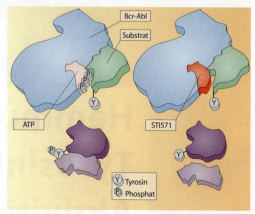

Abb. 8.2: STI571 verdrängt ATP von der spezifischen Bindungsstelle an der Tyrosinkinasedomäne von ABL und verhindert somit die Phosphorylierung von Substraten.

Gehemmte Kinasen		Nicht gehemmte Kinasen	
v-ABL	0,1–0,3	Flt-3	>10
p210$^{bcr-abl}$	0,25	c-Fms, v-Fms	>10
p190$^{bcr-abl}$	0,25	EGF-Rezeptor	>100
TEL-ABL	0,35	c-erbB2	>100
PDGF R	0,1	Insulin-Rezeptor	>100
TEL-PDGF R	0,15	IGF-1-Rezeptor	>100
c-kit	0,1	v-Src	>10
		JAK-2	>100

Tab. 8.1: Selektive Hemmung der Tyrosinkinasen ABL, PDGF-R, deren Derivate und c-kit durch STI571 (IC50 in µM) (1;6).

8.2. Phase-I-Studien

Klinische Studien begannen im Jahre 1998. Phase-I-Daten belegten, dass ab einer Dosisstufe von 300 mg STI571 p.o./Tag sowohl in der IFN-α-refraktären chronischen Phase als auch in fortgeschrittenen Phasen hämatologische und zytogenetische

Remissionen erreicht werden können (7;8). In der chronischen Phase wurden komplette hämatologische Remissionen bei 53 von 54 Patienten erreicht. In der Regel wurden die Remissionen bereits in den ersten vier Wochen unter Therapie beobachtet. Ein zytogenetisches Ansprechen wurde bei 29 Patienten beobachtet, davon traten in sieben Fällen komplette zytogenetische Remissionen ein (7). In der myeloischen Blastenkrise wurden hämatologische Remissionen bei 21 von 38 Patienten beobachtet (55 %), davon vier komplette hämatologische Remissionen (8). Die Nebenwirkungen waren minimal; häufig traten leichte Übelkeit, Ödeme, Muskelkrämpfe oder Hautreizungen auf. Schwere Nebenwirkungen, die zum Absetzen von STI571 führten, waren selten (7;8).

Dosis (mg)	Komplett	Partiell
85	1/4	0/4
140	0/3	3/3
200	3/9	6/9
250	4/7	3/7
300	6/6	
400	6/6	
600	7/7	
300-1000	53/54	1/54

Tab. 8.2: Ergebnisse der Phase-I-Studie bei Interferon-refraktären CML-Patienten in chronischer Phase. 53/54 Patienten der Dosisstufen ≥300 mg erreichten ein komplettes hämatologisches Ansprechen (7).

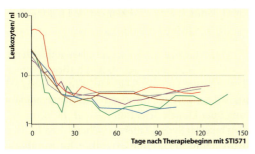

Abb. 8.3: Dynamik des hämatologischen Ansprechens auf STI571. Dargestellt sind Interferon-refraktäre CML-Patienten in chronischer Phase der 500mg-Dosisstufe der Phase-I-Studie. Eine Normalisierung der Leukozytenzahl (<10.000/μl) wurde bei allen Patienten nach <20 Tagen erreicht (7).

8.3. Phase-II-Studien

Die Rekrutierung in drei Phase-II-Studien erfolgte in 32 Zentren in sechs Ländern zwischen August 1999 und Juni 2000. Insgesamt wurden 1087 Patienten mit Ph+ CML und ALL eingeschlossen, 454 mit CML in IFN-α-refraktärer chronischer Phase, 181 in gesicherter akzelerierter Phase und 229 in gesicherter myeloischer Blastenkrise. Die Behandlung erfolgte mit 400 bis 800 mg STI571/Tag (9-12).

In der IFN-α-refraktären chronischen Phase wurde nach einer medianen Therapiedauer von 11,43 Monaten 91 % komplette hämatologische Remissionen und 55 % gute zytogenetische Remissionen mit Ph+ <35 % einschließlich 36 % komplette zytogenetische Remissionen beobachtet (9). In der akzelerierten Phase wurden dauerhafte hämatologische Remissionen bei 69 % der Patienten dokumentiert; bei 34 % der Patienten bestanden komplette hämatologische Remissionen. Zytogenetische Remissionen mit Ph+ <35 % bestanden bei 24 % der Patienten, davon waren 17 % komplett (11). Auch in der myeloischen Blastenkrise wurden in 29 % der Patienten dauerhafte hämatologische Remissionen erreicht. 16 % der Patienten sprachen mit zytogenetischen Remissionen (Ph+ <35 %) an, 7 % waren komplett (10) (☞ Tab. 8.3).

8.4. Phase-III-Studie

In einer internationalen Phase-III-Studie wird eine primäre Monotherapie mit STI571 mit der Standardtherapie (IFN-α/Ara-C) bei 1106 neudiagnostizierten CML-Patienten verglichen. Die Rekrutierung erfolgte zwischen Juni 2000 und Januar 2001. Ergebnisse liegen noch nicht vor.

8.5. Resistenzentwicklung

In-vitro-Untersuchungen begründeten verschiedene Hypothesen der Resistenzentwicklung BCR-ABL-positiver Zellen gegenüber STI571. Mögliche Mechanismen sind Überexpression des BCR-ABL-Proteins, genomische Amplifikation von BCR-ABL, gesteigerte Expression des P-Glykoproteins mit Induktion einer Multi-Drug-Resistenz (MDR), eine Mutation der Tyrosinkinase-Domäne (13;14) und gesteigerte Wirkspiegel des sauren α1-Glykoproteins mit der Folge einer gesteigerten Bindung von STI571 (15). Die klonale Selektion von Blasten mit Vervielfachung des

Anteil der Patienten	Chronische Phase IFN-α-refraktär n=454	Akzelerierte Phase n=181	Myeloische Blastenkrise n=229
Mediane Therapiedauer	11 Monate	11 Monate	4 Monate
Hämatologisches Ansprechen	91 %	69 %	29 %
Komplett	91 %	34 %	7 %
Komplett ohne Rekonstitution der normalen Hämatopoese	-	11 %	3 %
Chronische Phase der CML	-	24 %	19 %
Zytogenetische Remissionen (Ph+ ≤35 %)	55 %	24 %	16 %
Komplett (0 % Ph+)	36 %	17 %	7 %
Partiell (1-35 % Ph+)	19 %	7 %	9 %

Tab. 8.3: Hämatologische und zytogenetische Remissionsraten der Phase-II-Studien mit STI571 (Glivec®) (9-11).

BCR-ABL-Gens oder mit Punktmutationen, die eine Konformationsänderung der ATP-Bindungsstelle der Tyrosinkinasedomäne auslösen, wurde bei Patienten mit sekundärer STI571-Resistenz beschrieben (16; 17).

8.6. Kombinationstherapie

Additive bis synergistische Effekte wurden *in vitro* bei einer Reihe von Agenzien in Kombination mit STI571 gefunden (z.B. Ara-C (18-20), Etoposid (18), Mafosfamid (18), Daunorubicin (19), Doxorubicin (19), IFN-α (19;20), Homoharringtonin (20), Vincristin (20). Die Ergebnisse stellen den theoretischen Hintergrund für eine Kombinationstherapie von STI571 mit IFN-α oder Zytostatika dar. Phase-I/II-Kombinationsstudien mit STI571 + IFN-α, pegyliertem IFN-α, oder niedrigdosiertem Ara-C bei Patienten in chronischer Phase und STI571 + Novantron, Etoposid und Ara-C in der myeloischen Blastenkrise wurden im Jahre 2001 begonnen.

8.7. Fazit

Die Erfahrung mit dem ABL-Tyrosinkinase-Inhibitor belegt das Potenzial einer molekular gerichteten Therapie onkologischer Erkrankungen. Klinische Studien haben bewiesen, dass die BCR-ABL-Tyrosinkinase für die Entwicklung der CML entscheidend ist. Die Tatsache, dass in der Mehrheit der Patienten zytogenetische Remissionen ausgelöst werden, unterstützt die Hypothese, dass BCR-ABL die Proliferation stimuliert und die Apoptose hemmt. Der aktuelle Kenntnisstand erlaubt nicht den Rückschluss, dass durch STI571 die letzte BCR-ABL-positive Progenitorzelle eliminiert werden kann und dadurch eine medikamentöse Heilung der CML möglich sein wird.

Die Aktivität von STI571 in der Blastenkrise zeigt, dass die Proliferation des blastären Klons zumindest teilweise von der BCR-ABL-Kinase abhängig ist. Auf der anderen Seite ist die Resistenzentwicklung über klonale Selektion Realität. *In-vitro*-Studien belegen Synergismen zwischen Chemotherapeutika und STI571, die Grundlage für Kombinationstherapiestudien sind (18-20).

8.8. Literatur

1. Druker, B. J. and Lydon, N. B. (2000) Lessons learned from the development of an Abl tyrosine kinase inhibitor for chronic myelogenous leukemia. J.Clin.Invest. 105, 3-7

2. Goldman, J. M. and Melo, J. V. (2001) Targeting the BCR-ABL tyrosine kinase in chronic myeloid leukemia. N.Engl.J.Med. 344, 1084-1086.

3. Druker, B. J., Tamura, S., Buchdunger, E., Ohno, S., Segal, G. M., Fanning, S., Zimmermann, J., and Lydon, N. B. (1996) Effects of a selective inhibitor of the Abl tyrosine kinase on the growth of Bcr-Abl positive cells. Nat.Medic. 2, 561-566

4. Deininger, M. W. N., Goldman, J. M., Lydon, N., and Melo, J. V. (1997). The tyrosine kinase inhibitor CGP57148B selectively inhibits the growth of BCR-ABL-positive cells. Blood 90, 3691-3698

5. Gambacorti-Passerini, C., le Coutre, P., Mologni, L., Fanelli, M., Bertazzoli, C., Marchesi, E., Di Nicola, M., Biondi, A., Corneo, G. M., Belotti, D., Pogliani, E., and Lydon, N. B. (1997). Inhibition of the ABL kinase activity blocks the proliferation of BCR/ABL$^+$ leukemic cells and induces apoptosis. BloodCells.Mol.Diseases. 23, 380-394

6. Buchdunger, E., Cioffi, C.L., Law, N., Stover, D., Ohno-Jones, S., Druker, B.J., Lydon, N. B. (2000). Abl protein-tyrosine kinase inhibitor STI571 inhibits in vitro signal transduction mediated by c-kit and platelet-derived growth factor receptors. J.Pharmacol.Exp.Ther. 295, 139-145.

7. Druker, B. J., Talpaz, M., Resta, D. J., Peng, B., Buchdunger, E., Ford, J. M., Lydon, N. B., Kantarjian, H., Capdeville, R., Ohno-Jones, S., and Sawyers, C. L. (2001) Efficacy and safety of a specific inhibitor of the BCR-ABL tyrosine kinase in chronic myeloid leukemia. N.Engl.J.Med. 344, 1031-1037.

8. Druker, B. J., Sawyers, C. L., Kantarjian, H., Resta, D. J., Fernandez Reese, S., Ford, J. M., Capdeville, R., and Talpaz, M. (2001) Activity of a specific inhibitor of the BCR-ABL tyrosine kinase in the blast crisis of chronic myeloid leukemia and acute lymphoblastic leukemia with the Philadelphia chromosome. N.Engl.J.Med. 344, 1038-1042.

9. Hochhaus, A., Kantarjian, H. M., Sawyers, C. L., Guilhot, F., Schiffer, C. A., Deininger, M., Gambacorti-Passerini, C., Stone, R., Goldman, J. M., Fischer, T., Resta, D., Zoellner, U., Capdeville, R., Druker, B. J., and the International Glivec Study Group. (2001) Glivec^{TM} (Imatinib mesylate, STI571) induces hematologic and cytogenetic responses in the majority of patients with chronic myeloid leukemia in late chronic phase: Results of a phase II study. Hematol.J., 2, Suppl. 1, 199

10. Hochhaus, A., Sawyers, C. L., Feldman, E., Goldman, J. M., Miller, C., Ottmann, O. G., Schiffer, C. A., Talpaz, M., Deininger, M., Guilhot, F., Ben-Am, M., Gathmann, I., Capdeville, R., Druker, B. J., and the International Glivec Study Group.(2001) Glivec^{TM} (Imatinib mesylate, STI571) induces hematologic and cytogenetic responses in patients with chronic myeloid leukemia in myeloid blast crisis: Results of a multicenter phase II study. Hematol.J. 2, Supp. 1, 24

11. Goldman, J. M., Talpaz, M., Silver, R. T., Druker, B., Paquette, R., Gambacorti-Passerini, C., Guilhot, F., Schiffer, C. A., Fischer, T., Niederwieser, D., O'Brien, S. G., Ottmann, O. G., Hochhaus, A., Gratwohl, A., Reese, S. F., and Capdeville, R. (2001) Treatment of adult Philadelphia chromosome positive chronic myeloid leukaemia (CML) in accelerated phase with STI571: Update of phase II results. Hematol.J. 2, Supp. 1, 24

12. Ottmann, O. G., Sawyers, C., Druker, B., Goldman, J., O'Brien, S. G., Reiffers, J., Silver, R. T., Tura, S., Fischer, T., Niederwieser, D., Schiffer, C., Baccarani, M., Gratwohl, A., Hochhaus, A., Reese, S. F., and Capdeville, R. (2001) Phase II study of STI571 in adult patients with Philadelphia chromosome (Ph) positive acute leukaemias. Hematol.J. 2, Supp. 1, 93

13. Weisberg, E. and Griffin, J. D. (2000) Mechanism of resistence to the ABL tyrosine kinase inhibitor STI571 in BCR/ABL-transformed hematopoietic cell lines. Blood 95, 3498-3505.

14. Mahon, F. X., Deininger, M. W. N., Schultheis, B., Chabrol, J., Reiffers, J., Goldman, J. M., and Melo, J. V. (2000) Selection and characterization of BCR-ABL positive cell lines with differential sensitivity to the tyrosine kinase inhibitor STI571: diverse mechanisms of resistance. Blood 96, 1070-1079.

15. Gambacorti-Passerini, C., Barni, R., le Coutre, P., Zucchetti, M., Cabrita, G., Cleris, L., Rossi, F., Gianazza, E., Brueggen, J., Cozens, R., Piotelli, P., Pogliani, E., Corneo, G., Formelli, F., and D'Incalci, M. (2000) Role of α1 acid glycoprotein in the in vivo resistance of human BCR-ABL+ leukemic cells to the Abl inhibitor STI571. J.Natl.Cancer Inst. 92,1641-1650.

16. Kreil, S., Lahaye, T., Weißer, A., Schoch, C., Berger, U., Cross, N. C. P., Müller, M., La Rosée, P., Fabarius, A., Cross, N. C. P., Gschaidmeier, H., Hehlmann, R., and Hochhaus, A. (2001) Molecular and chromosomal mechanisms of resistance in CML patients after STI571 (Glivec™) monotherapy. Hematol.J. 2, Supp. 1, 23

17. Gorre, M.E., Mohammed, M., Ellwood, K., Hsu, N., Paquette, R., Rao, P.N., Sawyers, C.L. (2001). Clinical Resistance to STI-571 Cancer Therapy Caused by BCR-ABL Gene Mutation or Amplification. Science 293, 876-880.

18. Topaly, J., Zeller, W., and Fruehauf, S. (2001) Synergistic activity of the new ABL-specific tyrosine kinase inhibitor STI571 and chemotherapeutic druigs on BCR-ABL-positivbe chronic myelogenous leukemia cells. Leukemia 15, 342-347.

19. Thiesing, J. T., Ohno-Jones, S., Kolibaba, K. S., and Druker, B. J. (2000) Efficacy of STI571, an Abl tyrosine kinase inhibitor, in conjunction with other antileukemic agents against Bcr-Abl-positive cells. Blood 96, 3195-3199.

20. Kano, Y., Akutsu, M., Tsunoda, S., Mano, H., Sato, Y., Honma, Y., and Furukawa, Y. (2001) In vitro cytotoxic effects of a tyrosine kinase inhibitor STI571 in combination with commonly used antileukemic agents. Blood 97, 1999-2007.

Experimentelle Therapien

9. Experimentelle Therapien

> Konsequenz des Fortschrittes der Analyse der molekularen Wirkungen von BCR-ABL ist die Identifizierung möglicher therapeutischer Ziele. Trotz diverser Signalübertragungswege konnte gezeigt werden, dass die BCR-ABL-induzierte Transformation durch Blockade einzelner Wege aufgehoben werden kann (1).

Eine effektive Laborstrategie zur Untersuchung solcher Signalkaskaden ist die Verwendung von Mutanten (2). Dominant-negative RAS- und GRB2-Mutanten blockieren die BCR-ABL-anhängige Transformation (3;4). Spezifische Inhibitoren eines für die Aktivierung des RAS-Pathways bedeutsamen Enzyms, der Farnesyltransferase, wurden identifiziert und in präklinischen Modellen getestet (5).

9.1. Antisense-Oligonukleotide

Die Anwendung kurzer Oligonukleotidsequenzen als komplementäre Moleküle zur Ziel-Sequenz, sogenannte Antisense-Moleküle, wurden bei CML-Zelllinien in Form von Antisense-Molekülen gegen die Fusionsregion getestet. Durch diese Strategie konnte die Genexpression auf dem Translationsniveau vermindert und der Gehalt an BCR-ABL-Protein in CML-Zellen und die Proliferationsrate von CML-Zelllinien *in vitro* reduziert werden (6). Dieser Effekt war in neueren Studien nicht immer reproduzierbar. Die Wachstumsinhibition kann durch einen nicht-sequenzspezifischen Mechanismus hervorgerufen werden (7). Probleme bereitet die Aufnahme der Moleküle in die Zellen, die unspezifische Abtötung der Zellen und die unspezifische Inhibition des Wachstums, unabhängig von der Art des Fusionstranskripts. Neue Moleküle, z.B. Anti-myb, und die Transfektion der Zielzellen mit Antisense-exprimierenden Genen sollen die Effizienz dieser Strategie erhöhen (8-17).

9.2. Homoharringtonin

Das Pflanzenalkaloid Homoharringtonin aus *Cephalotaxus fortuneii* erbrachte in einer nichtrandomisierten Studie in der späten chronischen Phase der CML einen zusätzlichen Vorteil gegenüber IFN-α oder IFN-α/Ara-C (18). Die Kombination aus Homoharringtonin und IFN-α in früher chronischer Phase bewirkte bessere hämatologische und zytogenetische Remissionsraten nach drei Jahren im Vergleich zu IFN-α–Monotherapie (19). In der späten chronischen Phase wurde eine Kombination von Homoharringtonin mit niedrigdosiertem Ara-C ohne Verbesserung der Ansprechraten eingesetzt. Die mediane Überlebenszeit konnte allerdings durch die Kombination verlängert werden (20).

9.3. Decitabin

5-Aza-2'-Deoxycytidin (Decitabin) ist ein Cytidin-Analog, welches zur Hypomethylierung führt. Es erbringt ein hämatologisches Ansprechen bei 25 % der Patienten in Blastenkrise und 53 % der Patienten in akzelerierter Phase (21). Klinische Studien zielen auf den Einsatz von Decitabin in Kombination mit anderen Chemotherapeutika als Vortherapie vor allogener Stammzelltransplantation.

9.4. Aktive und spezifische Immuntherapie der CML

In der Aminosäuresequenz des BCR-ABL-Fusionsproteins existieren insgesamt drei Oligopeptide, die prinzipiell von den MHC-Molekülen HLA-A3, -B8 und -A2 präsentiert werden können. Diese Voraussetzung zur Induktion einer T-Zellvermittelten, BCR-ABL-spezifischen Immunantwort deckt sich mit der im Vergleich zur Normalbevölkerung niedrigeren Inzidenz von CML bei HLA-B8- und HLA-A3-positiven Individuen (22). Auf diesen Erkenntnissen basiert das Konzept, CML-Patienten mit Hilfe BCR-ABL-positiver professioneller antigenpräsentierender Zellen gegen den CML-Klon zu immunisieren.

Eine BCR-ABL-spezifische Immunantwort eröffnet prinzipiell auch die Möglichkeit zur Entwicklung einer spezifischeren Spenderlymphozytentherapie nach allogener Transplantation (23). Die bisher bekannten, auch bei anderen Neoplasien beobachteten therapeutisch wirksamen allogenen Immunantworten sind allerdings praktisch immer gegen sogenannte Minor-MHC-Antigene und nicht gegen leukämiespezifische Antigene gerichtet.

9.5. Farnesyltransferase-Inhibitoren

Der RAS-abhängige Signaltransduktionsweg ist bei vielen Neoplasien pathogenetisch beteiligt. Entweder handelt es sich um aktivierende Mutationen von RAS selbst, oder, wie im Falle der CML, um eine unkontrollierte Aktivierung von RAS über BCR-ABL-bindende Adaptorproteine.

Um seine Funktion auszuüben, muss RAS an die Plasmamembran gebunden werden. Zu diesem Zweck wird es modifiziert, d.h. es über drei sequenzielle enzymatische Schritte verändert. Der entscheidende Schritt wird durch die Farnesyltransferase katalysiert und stellt eine kovalente Bindung eines Farnesylrestes an RAS dar (Übersichten (24-26), Abb. 9.1).

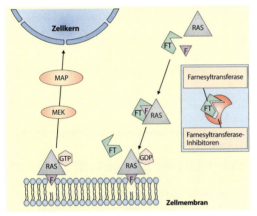

Abb. 9.1: Die Aktivierung von RAS und anderen für die Signalübertragung wichtigen Proteinen erfordert eine Bindung an die Zellmembran über Farnesylgruppen. Farnesyltransferase-Inhibitoren verhindern die Bindung von RAS und anderen Eiweißen an die Membran.

Mehrere Farnesyltransferaseinhibitoren befinden sich in präklinischer Testung bzw. klinischen Phase-I-Studien. Diese Substanzen verhindern die Farnesylierung von RAS und RAS-abhängiger Proteine, ändern deren subzelluläre Lokalisierung und verhindern so deren onkogene Aktivität.

Präklinische Daten für die oral anwendbaren Inhibitoren R115777 (Janssen) und SCH66336 (Schering) zeigen ein ähnliches Aktivitätsprofil beider Substanzen. Zytostatische Effekte werden unabhängig vom Vorhandensein einer RAS-Mutation ausgelöst. Der Farnesyltransferaseinhibitor SCH66336 bewirkt eine G2/M-Blockade. In Mäusen, die mit BCR-ABL-BaF3-Zellen transplantiert wurden, konnte SCH66336 die Entwicklung einer Leukämie im Gegensatz zu einer Kontrollgruppe verhindern (27). Der gleiche Effekt wurde in BCR-ABL-transgenen Mäusen beobachtet (28). Im Rahmen einer Phase-I-Studie wurde bei Patienten mit soliden Tumoren als tolerable Dosis für Folgestudien 2x350 mg/Tag vorgeschlagen. Myelosuppression, gastrointestinale Symptome (Übelkeit, Erbrechen, Durchfall) und Schwächegefühl waren dosislimitierend (24;29). Für R11577 war die Neutropenie bei einer Dosis von 2x400 bis 500 mg/Tag über 21 Tage dosislimitierend (24).

Farnesyltransferase-Inhibitoren sind eine neue sehr interessante Substanzklasse, die zukünftig bei CML-Patienten in Kombination oder nach STI571-Resistenz eingesetzt werden können. Die BCR-ABL-typische RAS-Aktivierung bei der CML ist ideales Ziel dieser Therapiestrategie (☞ Abb. 9.2).

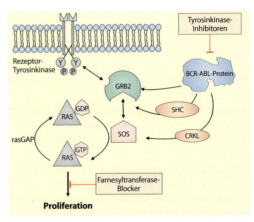

Abb. 9.2: Schematische Darstellung der Wirkorte der Tyrosinkinase- und Farnesyltransferase-Inhibitoren am Beispiel der Aktivierung des RAS-Pathways.

9.6. Literatur

1. Senechal, K. and Sawyers, C. L. (1996). Signal transduction-based strategies for the treatment of chronic myelogenous leukemia. Mol.Med.Today 2, 503-509

2. Pendergast, A. M., Gishizky, M. L., Havlik, M. H., and Witte, O. N. (1993). SH1 domain autophosphorylation of P210 BCR/ABL is required for transformation but not growth factor independence. Mol.Cell Biol. 13, 1728-1736

3. Sawyers, C. L., McLaughlin, J., and Witte, O. N. (1995). Genetic requirement for Ras in the transformation of fibroblasts and hematopoietic cells by the Bcr-Abl oncogene. J.Exp.Med. 181, 307-313

4. Gishizky, M. L., Cortez, D., and Pendergast, A. M. (1995). Mutant forms of growth factor-binding protein-2 reverse BCR-ABL- induced transformation. Proc.Natl.Acad.Sci.U.S.A. 92, 10889-10893

5. Gibbs, J. B., Oliff, A., and Kohl, N. E. (1994). Farnesyl-transferase inhibitors: Ras research yields a potential cancer therapeutic. Cell 77, 175-178

6. Szczylik, C., Skorski, T., Nicolaides, N. C., Manzella, L., Malaguarnera, L., Venturelli, D., Gewirtz, A. M., and Calabretta, B. (1991). Selective inhibition of leukemia cell proliferation by BCR-ABL antisense oligodeoxynucleotides. Science 253, 562-565

7. Vaerman, J. L., Lammineur, C., Moureau, P., Lewalle, P., Deldime, F., Blumenfeld, M., and Martiat, P. (1995). BCR-ABL antisense oligodeoxyribonucleotides suppress the growth of leukemic and normal hematopoietic cells by a sequence-specific but nonantisense mechanism. Blood 86, 3891-3896

8. O'Brien, S. G., Kirkland, M. A., Melo, J. V., Rao, M. H., Davidson, R. J., McDonald, C., and Goldman, J. M. (1994). Antisense BCR-ABL oligomers cause nonspecific inhibition of chronic myeloid leukemia cell lines. Leukemia 8, 2156-2162

9. Ratajczak, M. Z., Hijiya, N., Catani, L., DeRiel, K., Luger, S. M., McGlave, P., and Gewirtz, A. M. (1992). Acute- and chronic-phase chronic myelogenous leukemia colony- forming units are highly sensitive to the growth inhibitory effects of c-myb antisense oligodeoxynucleotides. Blood 79, 1956-1961

10. Rowley, P. T., Keng, P. C., and Kosciolek, B. A. (1996). The effect of *bcr-abl* antisense oligonucleotide on DNA synthesis and apoptosis in K562 chronic myeloid leukemia cells. Leuk.Res. 473-480

11. Mahon, F. X., Ripoche, J., Pigeonnier, V., Jazwiec, B., Pigneux, A., Moreau, J. F., and Reiffers, J. (1995). Inhibition of chronic myelogenous leukemia cells harboring a BCR- ABL B3A2 junction by antisense oligonucleotides targeted at the B2A2 junction. Exp.Hematol. 23, 1606-1611

12. Clark, R. E. (1995). Poor cellular uptake of antisense oligodeoxynucleotides: an obstacle to their use in chronic myeloid leukaemia. Leuk.Lymphoma 19, 189-195

13. Kronenwett, R., Haas, R., and Sczakiel, G. (1996). Kinetic selectivity of complementary nucleic acids: *bcr/abl*-directed antisense RNA and ribozymes. J.Mol.Biol. 259, 632-644

14. Smetsers, T. F., van de Locht, L. T., Pennings, A. H., Wessels, H. M., de Witte, T. M., and Mensink, E. J. (1995). Phosphorothioate BCR-ABL antisense oligonucleotides induce cell death, but fail to reduce cellular bcr-abl protein levels. Leukemia 9, 118-130

15. Calabretta, B., Skorski, T., Ratajczak, M. Z., and Gewirtz, A. M. (1996). Antisense strategies in the treatment of leukemias. Semin.Oncol. 23, 78-87

16. Vaerman, J. L., Lewalle, P., and Martiat, P. (1993). Antisense inhibition of P210 bcr-abl in chronic myeloid leukemia. Stem Cells.Dayt. 11 Suppl 3, 89-95

17. Kronenwett, R. and Haas, R. (1998). Antisense strategies for the treatment of hematological malignancies and solid tumors. Ann.Hematol. 77, 1-12

18. O'Brien, S., Kantarjian, H., Keating, M., Beran, M., Koller, C., Robertson, L. E., Hester, J., Rios, M. B., Andreeff, M., and Talpaz, M. (1995). Homoharringtonine therapy induces responses in patients with chronic myelogenous leukemia in late chronic phase. Blood 86, 3322-3326

19. Kantarjian, H. M., O'Brien, S., Anderlini, P., and Talpaz, M. (1996). Treatment of chronic myelogenous leukemia: current status and investigational options. Blood 87, 3069-3081

20. Kantarjian, H. M., Talpaz, M., Smith, T. L., Cortes, J., Giles, F. J., Rios, M. B., Mallard, S., Gajewski, J., Murgo, A., Cheson, B., and O'Brien, S. (2000). Homoharringtonine and low-dose cytarabine in the management of late chronic-phase chronic myelogenous leukemia. J.Clin.Oncol. 18, 3513-3521.

21. Kantarjian, H. M., O'Brien, S. M., Keating, M., Beran, M., Estey, E., Giralt, S., Kornblau, S., Rios, M. B., de Vos, D., and Talpaz, M. (1997). Results of decitabine therapy in the accelerated and blastic phases of chronic myelogenous leukemia. Leukemia 11, 1617-1620

22. Posthuma, E. F. M., Falkenburg, J. H. F., Apperley, J. F., Gratwohl, A., Roosnek, E., Hertenstein, B., Schipper, R. F., Schreuder, G. M. T., D'Amaro, J., Oudshoorn, M., v.Biezen, J. H., Hermans, J., Willemze, R., Niederwieser, D., on behalf of the Chronic Leukemia Working Party of the EBMT (1999). HLA-B8 and HLA-A3 coexpressed with HLA-B8 are associated with a reduced risk of the development of chronic myeloid leukemia. Blood 93, 3863-3865

23. Falkenburg, J. H. F., Wafelman, A. R., Joosten, P., Smit, W. M., van Bergen, C. A. M., Bongaerts, R., Lurvink, E., van der Hoorn, M., Kluck, P., Landegent, J. E., Kluin-Nelemans, H. C., Fibbe, W. E., and Willemze, R. (1999). Complete remission of accelerated phase chronic myeloid leukemia by treatment with leukemia-reactive cytotoxic T lymphocytes. Blood 94, 1201-1208

24. End, D. W. (1999). Farnesyl protein transferase inhibitors and other therapies targeting the Ras signal transduction pathway. Invest.New.Drugs 17, 241-258.

25. Rowinski, E. K., Windle, J. J., and Von Hoff, D. D. (1999). Ras protein farnesyltransferase: A strategic target for anticancer therapeutic development. J.Clin.Oncol. 17, 3631-3652.

26. Reuter, C. W. M., Morgan, M. A., and Bergmann, L. (2000). Targeting the Ras signaling pathway: a rational, mechanism-based treatment for hematologic malignancies? Blood 96, 1655-1669.

27. Peters, D. G., Hoover, R. R., Gerlach, M. J., Koh, E. Y., Zhang, H., Choe, K., Kirschmeier, P., Bishop, W. R., and Daley, G. Q. (2001). Activity of the farnesyl protein transferase inhibitor SCH66336 against BCR/ABL-induced murine leukemia and primary cells from patients with chronic myeloid leukemia. Blood 97, 1404-1412.

28. Reichert, A., Heisterkamp, N., Daley, G. Q., and Groffen, J. (2001). Treatment of Bcr/Abl-positive acute lymphoblastic leukemia in P190 transgenic mice with the farnesyl transferase inhibitor SCH66336. Blood 97, 1399-1403.

29. Adjei, A. A., Erlichman, C., Davis, J. N., Cutler, D. L., Sloan, J. A., Marks, R. S., Hanson, L. J., Svingen, P. A., Atherton, P., Bishop, R., Kirschmeier, P., and Kaufmann, S. H. (2000). A phase I trial of the farnesyl transferase inhibitor SCH66336: Evidence for biological and clinical activity. Cancer Res. 60, 1871-1877.

Methoden zur zytogenetischen und molekularen Diagnostik und zur Verlaufskontrolle der CML

10. Methoden zur zytogenetischen und molekularen Diagnostik und zur Verlaufskontrolle der CML

10.1. Ziel des Nachweises einer residuellen Erkrankung

Die Prognose der CML-Patienten ist abhängig vom Erreichen einer minimalen Tumorbeladung des Körpers unter Therapie (1;2). Das therapeutische Ansprechen wird auf drei Ebenen geprüft:

- hämatologisches Ansprechen (Normalisierung der peripheren Blutwerte und der Milzgröße)
- zytogenetisches Ansprechen (Reduktion des Anteils Ph-positiver Metaphasen im Knochenmark)
- molekulares Ansprechen (Reduktion von BCR-ABL-DNA, -RNA oder -Protein)

Der Begriff "*Minimale Resterkrankung*" *(minimal residual disease, MRD)* bezieht sich auf den Nachweis maligner Zellen bei Patienten in konventioneller Remission, welche bei der CML meist durch zytogenetische Kriterien definiert ist.

Ziele des Nachweises der minimalen Resterkrankung sind:

1) Unterscheidung von Patienten mit verschiedenen Graden der Resterkrankung, welche von einem intensivierten bzw. reduzierten Therapieregime profitieren könnten

2) Optimierung des Zeitpunktes einer Rezidivtherapie

3) Nachweis einer Tumorzellkontamination in Stammzellpräparaten vor Autotransplantation

Die Messung der Resterkrankung kann zur Stratifizierung von Patienten nach dem Rezidivrisiko genutzt werden und um risikostratifizierte oder individualisierte Therapieprotokolle anzuwenden. Beispiele bei der CML sind eine frühe Rezidivtherapie nach allogener Stammzelltransplantation (IFN-α, Spenderlymphozyten, STI571), eine Erhaltungstherapie nach autologer Transplantation, die Therapieplanung nach kompletter zytogenetischer Remission unter IFN-α oder STI571.

Da Patienten mit Leukämie zum Diagnosezeitpunkt oder im Rückfall gewöhnlich eine Tumorlast von mehr als 10^{12} malignen Zellen haben (3), können Patienten in zytogenetischer Remission zwischen 0 und 10^{10} Zellen tragen (☞ Abb. 10.1).

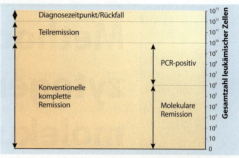

Abb. 10.1: Quantitative Heterogenität der minimalen Resterkrankung. Unter der Annahme einer Tumorlast von etwa 10^{12} Leukämiezellen zum Diagnosezeitpunkt (3) können Patienten in konventioneller zytogenetischer Remission noch 10^{10} Leukämiezellen tragen. Mit der PCR lässt sich eine minimale Resterkrankung bis zu einer Höhe von etwa 10^{6} Zellen im Körper nachweisen. Somit überspannt die Höhe der nachweisbaren minimalen Resterkrankung von Patienten in kompletter zytogenetischer Remission theoretisch ca. vier Größenordnungen.

10.2. Hämatologisches Ansprechen

Das *hämatologische Ansprechen* wird im allgemeinen in eine komplette und partielle hämatologische Remission unterteilt (4):

- Komplette hämatologische Remission
  - Leukozyten $<10 \times 10^{9}$/l mit normalem Differenzialblutbild
  - normale Thrombozytenzahl und Milzgröße
- Partielle hämatologische Remission:
  - Reduktion der Leukozyten unter 20×10^{9}/l und Reduktion um mindestens 50 % oder
  - persistierende Splenomegalie bei normalen Blutbildparametern

Wesentlich ist das rasche Erreichen einer hämatologischen Remission. Patienten ohne hämatologische Remission in den ersten sechs Monaten unter

Therapie mit IFN-α haben eine deutlich geringere Chance, zytogenetische Remissionen zu erreichen.

10.3. Zytogenetik

Das Monitoring des *zytogenetischen Ansprechens* stellt den 'Goldstandard' im Rahmen der Verlaufskontrolle nach Therapie, insbesondere mit IFN-α, dar (5;6). Bei der CML hat diese Technik im Routineeinsatz eine Sensitivität von etwa 1-5 %. Um die Studienergebnisse international vergleichen zu können, wurden vier Remissionsgruppen definiert (4):

- Komplettes zytogenetisches Ansprechen
  0 % Ph-positive Metaphasen (bei mindestens 10 untersuchten Metaphasen)
- Partielles zytogenetisches Ansprechen
  1-34 % Ph-positive Metaphasen
- Geringes zytogenetisches Ansprechen
  35-94 % Ph-positive Metaphasen
- kein zytogenetisches Ansprechen
  ≥ 95 % Ph-positive Metaphasen

Knochenmarkaspirate werden kultiviert, mit Giemsa-Bänderung gefärbt und lichtmikroskopisch analysiert. Metaphasen-Chromosomen aus mitotischen Zellen werden auf das Vorhandensein des Ph-Chromosoms und weiterer, für die Diagnose einer Krankheitsprogression wichtiger, Aberrationen untersucht (6-12). Nachteile der Zytogenetik sind die erforderliche invasive Knochenmarkaspiration und die fehlende Information im Falle Ph-negativer/BCR-ABL-positiver Erkrankungen. Weiterhin führt die relativ geringe Zahl analysierter Metaphasen zu einem grossen statistischen Irrtumsbereich (13).

10.4. Fluoreszenz-*in-situ*-Hybridisierung (FISH)

Die FISH-Untersuchung ermöglicht die Identifizierung von Zellen, die eine Translokation tragen, durch den direkten Nachweis der Fusion auf genomischem Niveau in Metaphasen oder in Interphasenkernen (14). Weiterhin ist der Nachweis anderer Anomalien, wie Trisomien oder Deletionen, möglich. Bei der CML besteht die FISH-Analyse üblicherweise in der Kohybridisierung einer BCR- und einer ABL-Sonde auf denaturierte Metaphasen oder Interphasenkerne. Die Sonden sind große genomische Klone, wie Cosmids oder YACs ('yeast arteficial chromosoms'), und werden mit verschiedenen Fluorochromen markiert. Die meisten normalen Zellen weisen vier Signale auf - zwei jeder Farbe, die den beiden normalen ABL- und BCR-Genen entsprechen. CML-Zellen werden durch die Neben- oder Überlagerung eines BCR- und ABL-Signals erkannt (14;15). Für den Nachweis der Ph-Translokation ist die Korrelation zwischen FISH und Zytogenetik sehr hoch (16;17).

Weil lediglich die *Kolokalisation* der Gene BCR und ABL erfasst wird, hängt die FISH-Analyse nicht vom Auftreten des typischen Ph-Chromosoms ab und deckt seltene aberrante Fusionen auf (14;18-20). FISH detektiert BCR-ABL in mitotischen (Metaphasen) und in nichtmitotischen (Interphasen)-Zellen (☞ Abb. 10.2). Durch Kombination der Methode mit konventionellen Techniken ist es auch möglich, die Linienzugehörigkeit von positiven und negativen Zellen morphologisch oder immunzytologisch zu bestimmen (21-25).

Die Sensitivität von Interphasen-FISH wird durch die Rate falsch-positiver Interphasen begrenzt, die sich aus der Häufigkeit einer zufälligen räumlichen Kolokalisation von BCR und ABL in normalen Zellen ergibt. Bei der quantitativen FISH-Untersuchung ist die Einbeziehung von Parametern, welche die Rate falsch-positiver Burteilungen beeinflussen, wesentlich. Solche Parameter sind i) das Definitionskriterium des positiven Signals, ii) die Kerngröße unter Berücksichtigung des Verfahrens der Objektherstellung und iii) die genomische Lage des ABL-Bruchpunktes (26). Da der Bruchpunkt auf dem ABL-Gen erheblich variiert, schwankt auch der Abstand zwischen ABL- und BCR-Sonde auf dem Fusionsgen, so dass bei großem Abstand Signale ohne Überlappung auftreten können. In der Praxis beträgt die Nachweisgrenze von CML-Zellen meist zwischen 1 % und 5 % und hängt z.T. von den verwendeten Sonden ab (17;26;27). Die Rate falsch-positiver Interphasen kann durch Definition strengerer Kolokalisationskriterien zu Lasten einer höheren falsch-negativen Rate, d.h. der Häufigkeit, in der CML-Zellen als normal befundet werden, reduziert werden. Interphasen-FISH-Strategien, welche BCR-Bruchpunkt-überspannende Sonden verwenden, sind ebenfalls geeignet, die falsch-positive Rate zu reduzieren, da sie unabhängig von der räumlichen Kolokalisation von BCR und ABL arbeiten (28;29).

Eine weitere Möglichkeit ist die Verwendung einer dritten oder vierten Sonde, um das reziproke 9q+ zusätzlich zum Ph-Chromosom zu markieren (30-32). In vielen Fällen verhindern grosse Deletionen um den ABL-BCR-Fusionspunkt auf 9q+ die Verwendung dieses sensitiveren Assays (33).

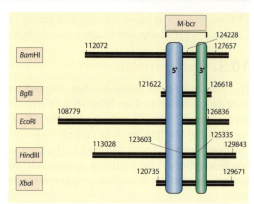

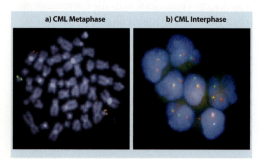

Abb. 10.4: Markierung der Restriktionsfragmente durch die 5'- und 3'-M-bcr-Sonden mit den GenBank-Markierungen für die Restriktionsstellen (GenBank Accession No. U070001 (39;40)).

Abb. 10.2: FISH-Untersuchung von Zellen eines CML-Patienten: a) Metaphasen-FISH, b) Interphasen-FISH. Die Hybridisierung erfolgte mit Sonden für BCR (grün) und ABL (rot), die Kolokalisation der BCR- und ABL-Signale entspricht dem BCR-ABL-Fusionsgen. (Drs. F. Grand and A. Chase, London).

Genomische DNA als Leukozyten eines Patienten zum Diagnosezeitpunkt oder kurz danach wird üblicherweise mit zwei oder drei Restriktionsenzymen verdaut (☞ Abb. 10.5), auf einem Agarosegel elektrophoretisch getrennt, mittels Southern Blot auf einen Filter übertragen und mit ein oder zwei radioaktiv markierten DNA-Sonden aus der M-bcr-Region hybridisiert. Nach der Autoradiographie sind in Abhängigkeit vom gewählten Restriktionsenzym ein bis zwei dem unrearrangierten BCR-Allel entsprechende Banden sichtbar (☞ Tab. 10.1). Bei CML-Patienten können zusätzliche Banden erscheinen (☞ Abb. 10.5), welche der BCR-ABL-Rearrangierung auf dem Ph-Chromosom und/oder der reziproken Rearrangierung auf dem 9q$^+$-Chromosom entsprechen.

10.5. Southern-Blot-Analyse

Der Southern Blot wird aus der aus den Gesamtleukozyten extrahierten DNA nach Verdau mit einem Satz von Restriktionsenzymen durchgeführt (34-37). Die Methode nutzt die Tatsache, dass die Bruchpunkte im BCR-Gen im allgemeinen in eine sehr begrenzte Region fallen, die 5,8 kb große 'major breakpoint cluster region' (M-bcr, Abb. 10.3) (38).

Um den Anteil BCR-positiver Zellen in einer Probe zu berechnen (**BCR-Quotient**), wurde die Intensität der rearrangierten Bande [**R**] verdoppelt und durch die Summe der Intensitäten aller nachgewiesenen Banden [**R+K**] dividiert:

$$BCR-Quotient = \frac{2 \times R}{R + K}$$

Der Quotienten wurde verdoppelt, da jede CML-Zelle Signale eines gesunden und eines rearrangierten BCR-Allels beiträgt, während normale Zellen zwei identische Signale von zwei normalen Chromosomen hervorrufen.

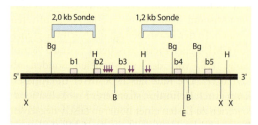

Abb. 10.3: 'Major breakpoint cluster region' (M-bcr) mit den häufigsten Bruchpunktlokalisationen im zweiten und dritten Intron und den Schnittstellen für die Restriktionsenzyme *Bgl*II (Bg), *Hind*III (H), *Xba*I (X), *Bam*HI (B) und *Eco*RI (E). Markiert sind die Bindungsstellen für die 2,0 kb *Bgl*II-*Hind*III-5'-M-bcr und 1,2 kb *Hind*III-*Bgl*II-3'-M-bcr Hybridisierungssonden.

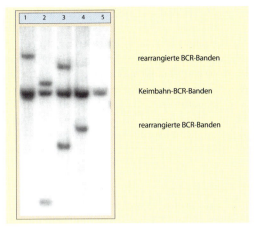

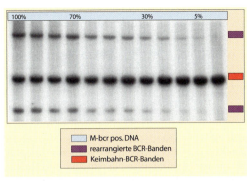

Abb. 10.5: Beispiel eines qualitativen Southern blots zum Nachweis von M-bcr-Rearrangierungen. Genomische DNA wurde mit *Bgl*II verdaut, geblottet, mit ^{32}P-markierten 5'- und 3'-M-bcr-Sonden hybridisiert und autoradiographiert. Bei den Bahnen 1 bis 4 handelt es sich um typische Befunde bei Ph-positiven CML-Patienten zum Diagnosezeitpunkt, bei Bahn 5 um den Befund einer gesunden Kontrollperson. Deutlich wird die Variabilität der Anzahl und Größe der rearrangierten Banden in Abhängigkeit von den Bruchpunkten im BCR- und ABL-Gen.

Restriktionsenzym	2 kb *Bgl*II/*Hin*dIII 5' M-bcr-Sonde	1,2 kb *Hin*dIII/*Bgl*II 3' M-bcr-Sonde
*Bgl*II	5,0 kbp	
*Eco*RI	18,1 kbp	
*Xba*I	8,9 kbp	
*Bam*HI	12,2 kbp	3,4 kbp
*Hin*dIII	10,1 kbp	4,5 kbp

Tab. 10.1: Erwartete Fragmentgrößen des BCR-Keimbahnallels bei Verwendung verschiedener Restriktionsenzyme. Angegeben ist die errechnete Größe der normalen BCR-Fragmente nach Verdau mit dem jeweiligen Restriktionsenzym und Markierung mit der 5'- oder der 3'-M-bcr-Sonde.

Abb. 10.6: Verdünnungsreihe DNA mit M-bcr-Rearrangierung gegen DNA ohne M-bcr-Rearrangierung (*Bgl*II-Verdau). Die Intensitäten der rearrangierten und Keimbahnbanden wurden durch Densitometrie bestimmt. Um den Anteil BCR-positiver Zellen in einer Probe abzuschätzen, wurden die Intensitäten der rearrangieren Banden verdoppelt und durch die Summe der Intensitäten aller Banden dividiert (BCR-Quotient).

10.6. Western Blot

Der Western Blot wird zum direkten Nachweis von BCR-ABL-Proteinen in Zellextrakten eingesetzt. Es erfolgt der parallele Nachweis des BCR-ABL-Fusionsproteins und des normalen p145^{ABL}-Proteins als interne Kontrolle (☞ Abb. 10.9 (41-43)). Leukozyten aus peripherem Blut oder Knochenmark werden unter Anwesenheit von potenten Proteaseinhibitoren lysiert, auf einem Polyacrylamidgel elektrophoretisch getrennt und auf einen Filter geblottet. Die Markierung der Proteine erfolgt über einen monoklonalen Anti-ABL-Antikörper. Nach Waschen der Filter wird der gebundene Antikörper durch mehrere sekundäre Antikörper markiert und durch Lumineszenz nachgewiesen. Durch den Einsatz eines universellen Anti-ABL-Antikörpers ist unabhängig vom genomischen BCR-Bruchpunkt der Nachweis aller, auch atypischer, BCR-ABL-Proteine möglich (19;41;44;45).

Eine direkte Quantifizierung der Western-Blot-Signale wurde bei Patienten unter Therapie mit IFN-α (41;43) und nach Knochenmarktransplantation durchgeführt und ergab gute Korrelation mit dem zytogenetischen Status erreicht. Die Sensitivität der Methode beträgt bis zu 0,2 % (43).

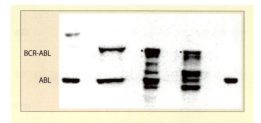

Abb. 10.7: Beispiel des BCR-ABL-Protein-Nachweises durch Western Blot. Proteinlysate wurden elektrophoretisch aufgetrennt und mit einem Anti-ABL-Antikörper markiert. Nachgewiesen werden verschiedene BCR-ABL-Proteine und das p145^{ABL}-Protein.

10.7. Polymerase-Kettenreaktion (PCR)

Die PCR wird seit ihrer Erstbeschreibung durch Saiki et al. im Jahre 1985 (46) erfolgreich zum Nachweis sehr kleiner Mengen einer erkrankungsspezifischen Nukleotidsequenz zur Diagnostik, zur Verlaufsbeurteilung einer minimalen Resterkrankung nach Therapie und zur Einschätzung der Prognose eingesetzt. Die Kombination aus reverser Transkription der RNA und PCR (RT-PCR) (47) ermöglicht die Amplifizierung individueller RNA-Moleküle. Ob genomische DNA oder die nach reverser Transkription der RNA entstehende cDNA verwendet wird, hängt von der Ziel-Sequenz ab. Genomische DNA kann gewählt werden, falls die PCR-Primer durch eine kurze (einige hundert Basenpaare lange) DNA-Sequenz getrennt sind. Falls, wie bei der CML, längere Intronsequenzen überbrückt werden müssen, ist der Einsatz von cDNA zu bevorzugen.

Da die PCR sehr kontaminationsempfindlich ist, müssen sorgfältige Vorkehrungen zur Verhinderung falschpositiver Resultate getroffen werden. Die Reaktionsprodukte sollten von allen Ausgangsmaterialien räumlich streng getrennt werden. Eine Kreuzkontamination zwischen verschiedenen Proben ist zu verhindern, von jedem Verarbeitungsschritt müssen Negativkontrollen mitgeführt werden. Weiterhin müssen Kontrollen zur Überwachung der Effizienz der Reaktionen durchgeführt und so falschnegative Ergebnisse verhindert werden (48;49).

10.7.1. Qualitative PCR-Methoden

Die in der Mehrheit der CML-Fälle nachweisbaren b2a2- und/oder b3a2-BCR-ABL-Transkripte sind nach reverser Transkription ein geeignetes Ziel für PCR-Analysen, da ein einheitliches Primerset für alle Patienten verwendet werden kann (50;51). Das Verfahren besteht aus der Extraktion leukozytärer RNA, reverser Transkription zu cDNA und PCR-Amplifizierung unter Verwendung von BCR und ABL-Primern. Um eine maximale Sensitivität für Remissionsproben zu erzielen, kann ein kleiner Teil der Reaktionsprodukte in einer zweiten PCR mit intern liegenden Primern reamplifiziert werden. Diese Methode wird 'nested PCR' genannt.

▶ Multiplex-PCR

Wichtige Anforderungen an den Nachweis von BCR-ABL-Molekülen zu diagnostischen Zwecken sind die Erfassung des in der Probe dominierenden BCR-ABL-Transkriptes bei einfacher und effizienter interner Kontrolle der Qualität der RNA und cDNA. Weniger bedeutend ist eine hohe Sensitivität der Methode; im Gegenteil reicht bei diagnostischen Proben eine geringere Sensitivität bei Minimierung der Kontaminationsgefahr aus. Für diagnostische Proben wurde deshalb eine einstufige Multiplex-PCR unter Verwendung von vier Primern (drei BCR-, ein ABL-Primer) zur gleichzeitigen Amplifikation von BCR-ABL als Zielsequenz und BCR als interne Kontrolle verwendet (☞ Abb. 10.10 und 10.11 (52)).

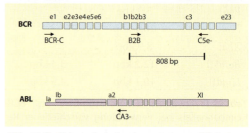

Abb. 10.8: Primer-Lokalisation und amplifizierbare Transkripte bei der Multiplex-PCR zur parallelen Amplifizierung von BCR-ABL und BCR-Transkripten. Verwendet werden die BCR-Primer BCR-C (Exon e1), B2B (Exon e13=b2) und c5e- (Exon e21=c5) und der ABL-Primer CA3- (Exon a3). Amplifiziert werden können die typischen BCR-ABL-Transkripte b2a2, b3a2, e1a2 und die seltenen Varianten b2a3, b3a3, e6a2 und c3a2. Zur internen Kontrolle erfolgt die Amplifizierung von Transkripten des normalen BCR-Gens (52).

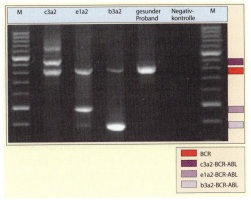

Abb. 10.9: Multiplex-PCR für BCR-ABL-Transkripte und gleichzeitige Amplifizierung von BCR-Transkripten als interne Kontrolle. Untersucht wurden Patienten mit c3a2, e1a2 und b3a2-BCR-ABL-positiver CML, eine gesunde Kontrollperson, sowie eine Negativkontrolle. 100 bp-Marker (M).

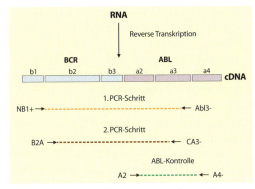

Abb. 10.10: 'Nested' RT-PCR-Strategie zum Nachweis von BCR-ABL-Transkripten am Beispiel von b3a2-BCR-ABL. Die PCR für BCR-ABL erfolgte unter Verwendung von zwei Primerpaaren, die ABL-PCR als interne Kontrolle als einstufige PCR.

▶ Qualitative PCR nach allogener KMT

Mehrere Autoren haben über die Anwendung einer 'nested' RT-PCR zum Nachweis einer Resterkrankung nach allogener KMT bei CML berichtet (Review (53). Obwohl sich diese Studien in der Zahl der untersuchten Patienten, der zeitlichen Abfolge und der Zahl der Verlaufsuntersuchungen und Details zum Transplantationsregime unterscheiden, ergaben sich klare Übereinstimmungen:

- BCR-ABL-Transkripte können bei den meisten Patienten einige Monate nach der Transplantation nachgewiesen werden. Dies zeigt, dass CML-Zellen häufig das Konditionierungsschema überleben
- Der Nachweis einer minimalen Resterkrankung durch PCR korreliert mit der Abwesenheit oder einer gering ausgeprägten GVHD (54-57)
- Patienten, die PCR-negativ sind, haben insbesondere bei Untersuchungen nach sechs und mehr Monaten nach der Transplantation ein geringes Rezidivrisiko. Diese Befunde sind aber keine Garantie, dass die Remission erhalten bleibt
- Alle Patienten, die einen hämatologisches oder zytogenetisches Rezidiv erleiden, sind mindestens einige Monate vor dem Rückfall PCR-positiv

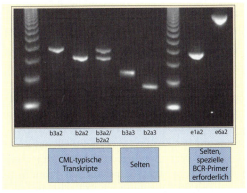

Abb. 10.11: Agarosegelelektrophorese der Amplifikate einer ‚nested' PCR mit Darstellung häufiger und seltener BCR-ABL-Transkripte.

Es existiert noch keine Einigkeit über die Bedeutung der qualitativen PCR zur Identifizierung von rezidivgefährdeten Patienten. Einige Gruppen fanden nur eine geringe oder keine Assoziation zwischen der durch RT-PCR nachgewiesenen Resterkrankung und der Rezidivwahrscheinlichkeit (54;58;59). Andere Autoren belegten, dass eine persistierende PCR-Positivität oder der positive Nachweis zu bestimmten Zeiten nach Stammzelltransplantation (SZT) das Rezidiv signifikant anzeigen kann (57;60;61). Die Ursachen für diese Unterschiede bestehen wahrscheinlich in folgendem:

- Analysiert wurden Patienten nach verschiedenen Behandlungsstrategien und unterschiedlicher Risikozugehörigkeit. Einige der Studien, die einen großen Voraussagewert der qualitativen PCR belegten, untersuchten Patienten mit hohem Rezidivrisiko, d.h. Patienten nach Transplantation mit T-Zell-depletiertem Knochenmark oder nach Transplantation in fortgeschrittenen Erkrankungsstadien

- Die Sensitivität der Methoden der verglichenen Laboratorien war unterschiedlich. Es ist möglich, dass die Assays in den Laboratorien mit strenger Assoziation zwischen PCR-Positivität und Rezidivwahrscheinlichkeit etwas insensitiver als die in den Laboratorien mit schlechter Assoziation waren

Der prädiktive Wert des Assays war in den Studien, die eine Korrelation zwischen PCR-Positivität und Rezidiv fanden, nicht immer sehr hoch (z.B. <50 % (61)). Somit sind die meisten Gruppen der Auffassung, dass die alleinige Anwendung der qualitativen PCR zu unpräzise ist, um klinische Entscheidungen im individuellen Fall zu treffen.

Es wurde befürchtet, dass ruhende Ph-positive Zellen ohne Expression von BCR-ABL-mRNA-Transkripten der Detektion durch RT-PCR entgehen könnten (62). Diese Hypothese wurde durch *in vitro* durchgeführte Untersuchungen hämatopoetischer Kolonien widerlegt (63). Die Übereinstimmung der Ergebnisse der RT-PCR auf RNA-Ebene und der aufwendigen DNA-PCR unter Verwendung von patientenspezifischen Primern ist zumindest für Patienten nach SZT sehr gut belegt (64).

Die RT-PCR ist die bei weitem sensitivste Methode zum Nachweis von CML-Zellen. In Routineverfahren werden Sensitivitäten von 10^{-5}-10^{-6} angegeben (65). Durch eine optimierte Methode mit einer Empfindlichkeit von bis zu 10^{-8} konnten BCR-ABL-mRNA-Transkripte in sehr niedriger Konzentration bei gesunden Erwachsenen nachgewiesen werden (66;67).

10.7.2. Quantitative PCR-Methoden

Das Ziel der quantitativen PCR ist die Abschätzung der Zahl von RNA- oder DNA-Target-Molekülen in einer Probe. Diese Schätzung kann absolut oder relativ sein, d.h. die Zahl der Moleküle/µg RNA oder DNA bestimmen oder einen Vergleich zu einem externen oder internen Standard durchführen. Die Kinetik des Amplifizierungsprozesses erfordert besondere Quantifizierungstechniken.

Vier Basismethoden wurden entwickelt und werden von verschiedenen Gruppen modifiziert genutzt. Jede Methode hat ihre individuellen Vor- und Nachteile; die Technik der Wahl hängt von der Target-Sequenz, der erwarteten Konzentration der Target-Sequenz, dem erforderlichen Präzisionsgrad und der Frage, ob die Quantifizierung relativ oder absolut sein muss, ab. Alle quantitativen PCR-Techniken erfordern zur Reproduzierbarkeit statistisch valider Ergebnisse ausgiebige Vortestungen und Kontrollen. Außer der 'Limiting dilution' erfordern alle Methoden die Bestimmung der Amplifikatmenge.

Die Probenqualität kann besonders bei klinischem Material sehr unterschiedlich sein. Eine teilweise degradierte Probe enthält weniger Ziel-Moleküle als eine Probe in gutem Zustand. Die Empfindlichkeit der eingesetzten RNA und die schwankende Effizienz des Reversen-Transkriptase-Schrittes verlangen besondere Überlegungen bei RT-PCR-Anwendungen. Diese wichtigen Variablen wurden in der Vergangenheit häufig ignoriert; sie werden aber bei der Quantifizierung der Transkripte einer internen Kontrolle in jeder Probe, d.h. eines zweiten Genes oder einer zweiten Sequenz, berücksichtigt (2;68;69).

▶ Real-Time-PCR-Kinetik

Eine Weiterentwicklung der beschriebenen Methode ist die Echtzeit ('Real-Time')-PCR-Kinetik. Die Menge des PCR-Produktes wird zu verschiedenen Zeitpunkten während der Akkumulation gemessen, entweder durch Bestimmung der Fluoreszenz von ethidiumbromid-markierter doppelsträngiger DNA (70;71) oder durch den Einsatz von Oligonukleotidsonden mit einem 'Reporter'-Farbstoff und einem weiteren, die Reporter-Fluoreszenz unterdrückenden Molekül. Während der PCR wird der 3'-Anteil der Sonde mit dem dämpfenden Moleküls in den neu gebildeten DNA-Strang eingefügt und der 5'-Anteil mit dem Reporter-Farbstoff abgespalten. Der abgetrennte Reporter fluoresziert nun (TaqMan®-Prinzip, (72;73)). Eine zweite Möglichkeit ist die Markierung der Amplifikate mit zwei farbstofftragenden Hybridisierungssonden (LightCycler®-Prinzip, (74).

10.7. Polymerase-Kettenreaktion (PCR)

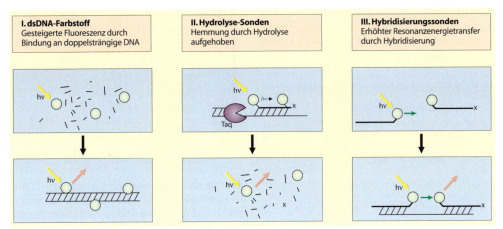

Abb. 10.12: Prinzipien der Real-Time-PCR. Die Fluoreszenzmarkierung erfolgt entweder unspezifisch über ds-DNA bindende Farbstoffe (z.B. SybrGreen®, I), über die Hydrolyse einer Sonde, die einen Reporter- und einen dämpfenden Farbstoff trägt (TaqMan®-Prinzip, II) oder über die benachbarte Hybridisierung zweier farbstofftragender Sonden (LightCycler®-Prinzip, III).

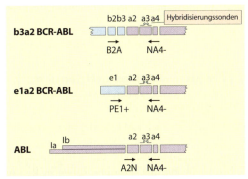

Abb. 10.13: Design einer Real-Time-PCR zum Nachweis von BCR-ABL-Transkripten und ABL-Transkripten als interne Kontrolle. Verwendet wird ein Sondenpaar zur Markierung des ABL-Exons a3, ein einheitlicher 3'-Primer und amplifikatspezifische 5'-Primer (74).

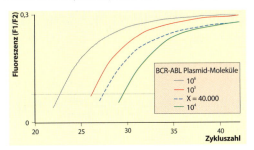

Abb. 10.14: LightCycler®-PCR zur BCR-ABL-Qunatifizierung. Dargestellt sind die PCR-Verläufe von drei Plasmidverdünnungen bekannter Konzentration und einer Patienten-Probe. Der Vergleich mit der Eichkurve ergab eine Konzentration von 40.000 BCR-ABL-Transkripten/Reaktionsvolumen.

▶ **Kompetitive PCR**

Die kompetitive PCR ist der vorher beschriebenen Methode verwandt, da ein Referenz-Standard mit der Zielsequenz in einer Reaktion koamplifiziert wird. In diesem Falle ist der Standard aber üblicherweise ein synthetisches Template und kein endogenes Gen (75). Serielle Verdünnungen eines Kompetitor-Moleküls werden zu konstanten Mengen einer Proben-DNA gegeben (oder umgekehrt) und je nach erforderlicher Sensitivität in ein- oder zweistufigen PCR-Reaktionen amplifiziert. Die Menge von Ziel-Molekülen in der Probe ergibt sich aus der Menge von zugegebenem Kompetitor, der erforderlich ist, um äquimolare Mengen von Zielgen- und Kompetitor-PCR-Produkt zu erhalten. Die kompetitive PCR ermöglicht den Ausschluss von Unterschieden der Amplifizierungseffizienz in verschiedenen Ansätzen. Es ist unter bestimmten Bedingungen nicht erforderlich, die Reaktion auf die exponentielle Phase zu beschränken. Es ist möglich, Zielsequenzen über einen weiten Konzentrationsbereich (mindestens sechs Größenordnungen) zu amplifizieren und zweifache Unterschiede reproduzierbar zu erfassen. Deshalb ist die kompetitive PCR die zur Zeit am häufigsten genutzte Quantifizierungsmethode. Die Hauptbedingung, der kompetitiven PCR ist die gleiche Effizienz der Amplifizierung von Ziel- und Kompetitorsequenz. Dies wird durch die Verwendung der gleichen Primerpaare weitgehend gesichert. Unter dieser Bedingung bleibt das initiale

Verhältnis von Ziel- zu Kompetitormolekülen über die gesamte Amplifikation konstant. Dieser Befund muss für jeden neuen Kompetitor erneut bewiesen werden.

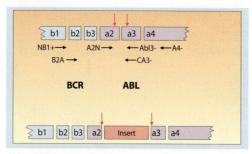

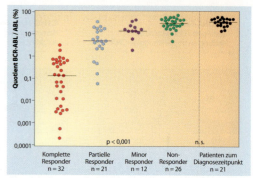

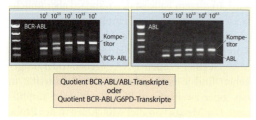

Abb. 10.15: Vorgehen zur Quantifizierung von BCR-ABL-mRNA-Transkripten am Beispiel von b3a2-BCR-ABL. Nach der cDNA-Synthese erfolgte eine 'nested' PCR gleicher Volumina cDNA und serieller Verdünnungen des Kompetitormoleküls. Der Äquivalenzpunkt, an dem die Kompetitor- und BCR-ABL-Bande die gleiche Intensität aufweisen würden, wurde durch Densitometrie ermittelt und die Zahl der BCR-ABL-Moleküle/µg RNA berechnet.

Abb. 10.16: Quantitative PCR für BCR-ABL-Transkripte (oberes Gel) und interne Kontrollen (unteres Gel). Zur Quantifizierung von BCR-ABL-Transkripten erfolgte eine 'nested' PCR serieller Verdünnungen von Kompetitormolekülen, die dem gleichen Volumen cDNA zugegeben wurden. Die Quantifizierung interner Kontrollen (ABL oder Glucose-6-Phosphat-Dehydrogenase, G6PD) erfolgte als Einschritt-PCR.

Abb. 10.17: Ergebnisse der quantitativen PCR von Ph-positiven CML-Patienten zum Diagnosezeitpunkt (n=21) und nach IFN-α-Therapie. Für jeden Patienten wurde das Ergebnis zum Zeitpunkt des besten zytogenetischen Ansprechens im Verlauf verwendet. Die Quotienten BCR-ABL/ABL der vier zytogenetischen Remissionsgruppen unterscheiden sich signifikant. Es besteht kein signifikanter Unterschied zwischen den Nonrespondern und den Patienten zum Diagnosezeitpunkt.

Aus diesen Studien ergaben sich wichtige Schlussfolgerungen:

- Quantitative PCR-Ergebnisse korrelieren gut mit dem zytogenetischen Nachweis des Ph-Chromosoms (76)
- Bei Patienten nach KMT werden steigende oder anhaltend hohe BCR-ABL-mRNA-Mengen vor einem hämatologischen oder zytogenetischen Rezidiv beobachtet. Dagegen haben in Remission bleibende Patienten niedrig-stabile oder fallende BCR-ABL-Transkriptlevel (65;77-79). Die Daten der quantitativen PCR werden zur Indikationsstellung einer frühen und effektiven Rezidivtherapie genutzt (80)

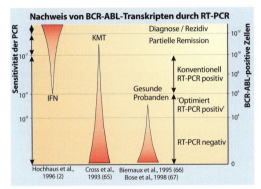

Abb. 10.18: Übersicht über die zu erwartenden Level der Resterkrankung bei Patienten unter Interferon-Therapie (2) und nach KMT (54). Auch bei 30 % der gesunden Erwachsenen wurde mit einer optimierten PCR (Sensitivität 10^{-8}) BCR-ABL-Transkripte nachgewiesen (66;67).

- Erstuntersuchung 2-3 Monate nach SZT
- Falls PCR-negativ, Verlaufskontrollen 2-3 monatlich im ersten Jahr, dann 6-monatlich für mindestens 5 Jahre
- Falls PCR-positiv, Durchführung einer quantitativen PCR, Verlaufskontrolle monatlich
- Ein molekulares Rezidiv wird definiert als: BCR-ABL / ABL >0,02 %

Tab. 10.2: Empfehlung zum Monitoring von Patienten nach SZT durch RT-PCR.

10.8. Andere Techniken

Einige alternative Techniken sind zu aufwendig, insensitiv oder ungenau, um als Routineverfahren zum Nachweis einer Resterkrankung eingesetzt zu werden:

Die *Chimärismus-Analyse* unterscheidet zwischen genomischer DNA von unterschiedlichen Individuen und kann deshalb bei Patienten nach allogener KMT verwendet werden, um das relative Verhältnis zwischen Wirts- und Spenderzellen zu bestimmen. Meist werden mittels PCR polymorphe Marker amplifiziert (81). FISH oder PCR können zum Nachweis von Y-Chromosom-Sequenzen nach Knochenmarktransplantation mit unterschiedlichem Geschlecht von Spender und Empfänger verwendet werden (82). Die Chimärismus-Analyse unterscheidet nicht zwischen malignen und normalen Zellen und kann deshalb nicht direkt für den Nachweis einer Resterkrankung eingesetzt werden. Diese Technik ist aber zur Verlaufskontrolle des Angehens eines Transplantates und zur Erkennung eines gemischten Chimärismus, der ein Rezidiv anzeigt, geeignet (83).

Die *Pulsfeld-Gelelektrophorese* erlaubt die Untersuchung größerer DNA-Fragmente als dies mit der Standard-Southern-Blot-Technik möglich ist. Kombiniert mit Southern Blot kann die Methode zum Nachweis von Rearrangierungen des ABL-Gens und von Bruchpunkten außerhalb von M-bcr verwendet werden (84;85).

Die *Einzelzell-('In-Cell')-PCR* wurde verwendet, um BCR-ABL-mRNA in intakten fixierten Zellen nachzuweisen. Positive Zellen wurden durch Durchfluss-Zytometrie oder Fluoreszenz-Mikroskopie gezählt (86).

10.9. Auswahl der geeigneten Technik

Bei Diagnosestellung der CML wird die Durchführung einer konventionellen Zytogenetik zum nachweis der Ph-Translokation und evtl. Zusatzaberrationen und die Bestimmung des dominierenden BCR-ABL-Transkriptes durch Multiplex-PCR (52) empfohlen.

Methode	Target	Gewebe	Sensitivität (%)
Konventionelle Zytogenetik	Ph-Chromosom	KM	1 - 10
FISH	Nachbarschaft von BCR & ABL	PB/KM	0,2 - 5
Southern Blot	M-bcr-Rearrangierung	PB/KM	1 - 10
Western Blot	BCR-ABL-Protein	PB/KM	0,2 - 1
RT-PCR	BCR-ABL-mRNA	PB/KM	0,001 - 0,0001

Tab. 10.3: Molekulare Methoden zum Nachweis der BCR-ABL-Translokation.

Eine ‚nested' PCR ist nur zum Nachweis einer minimalen Resterkrankung geeignet, wegen der Kontaminationsgefahr und der hohen Spezifität der Methode nicht jedoch zum Screening auf BCR-ABL-Transkripte zum Diagnosezeitpunkt.

Im Verlauf unter Therapie werden zytogenetische Untersuchungen zum Nachweis der Remissionsqualität und rechtzeitiger Entdeckung einer klonalen Evolution mindestens halbjährlich empfohlen. Die Real-Time-PCR erlaubt die rasche Beurteilung der Remissionsqualität aus dem peripheren Blut. Nested-PCR-Strategien sind bei Kenntnis des dominierenden BCR-ABL-Transkriptes geeignet, eine Resterkrankung bei kompletten Respondern nach IFN-α, STI571 oder allogener SZT nachzuweisen. Die Dynamik der Resterkrankung wird durch wiederholte quantitative PCR-Untersuchungen sichtbar.

Die Sensitivität der Zytogenetik kann durch Hypermetaphasen-FISH-Untersuchungen gesteigert werden, die bei kompletten Respondern eingesetzt werden.

Western-Blot-Analysen haben den Vorteil, das BCR-ABL-Protein als das unmittelbar an der Pathogenese der CML beteiligte Agens zu messen. Die Methode ist jedoch zu störanfällig, wenig sensitiv und aufwendig, um einen breiten Routineeinsatz zu ermöglichen.

10.10. Literatur

1. Kantarjian, H. M., Smith, T. L., O'Brien, S., Beran, M., Pierce, S., Talpaz, M., and the Leukemia Service (1995). Prolonged survival in chronic myelogenous leukemia after cytogenetic response to interferon-α therapy. Ann.Intern.Med. 122, 254-261

2. Hochhaus, A., Lin, F., Reiter, A., Skladny, H., Mason, P. J., van Rhee, F., Shepherd, P. C. A., Allan, N. C., Hehlmann, R., Goldman, J. M., and Cross, N. C. P. (1996). Quantification of residual disease in chronic myelogenous leukemia patients on interferon-α therapy by competitive polymerase chain reaction. Blood 87, 1549-1555

3. Clarkson, B. and Strife, A. (1993). Linkage of proliferative and maturational abnormalities in chronic myelogenous leukemia and relevance to treatment. Leukemia 7, 1683-1721

4. Kantarjian, H. M., O'Brien, S., Anderlini, P., and Talpaz, M. (1996). Treatment of chronic myelogenous leukemia: current status and investigational options. Blood 87, 3069-3081

5. Lion, T. (1996). Monitoring of residual disease in chronic myelogenous leukemia: methodological approaches and clincal aspects. Leukemia 10, 896-906

6. Hagemeijer, A. (1987). Chromosome abnormalities in CML. Baillieres Clin.Haematol. 1, 963-981

7. Hossfeld, D. K. (1975). Chronic myelocytic leukemia: cytogenetic findings and their relations to pathogenesis and clinic. Ser.Haematol. 8, 53-72

8. Hays, T., Morse, H., Peakman, D., Rose, B., and Robinson, A. (1979). Cytogenetic studies of chronic myelocytic leukemia in children and adolescents. Cancer 44, 210-214

9. Whang Peng, J., Canellos, G. P., Carbone, P. P., and Tjio, J. H. (1968). Clinical implications of cytogenetic variants in chronic myelocytic leukemia (CML). Blood 32, 755-766

10. Sandberg, A. A., Gemmill, R. M., Hecht, B. K., and Hecht, F. (1986). The Philadelphia chromosome: a model of cancer and molecular cytogenetics. Cancer Genet.Cytogenet. 21, 129-146

11. Ishihara, T., Sasaki, M., Oshimura, M., Kamada, N., Yamada, K., Okada, M., Sakurai, M., Sugiyama, T., Shiraishi, Y., and Kohno, S. (1983). A summary of cytogenetic studies on 534 cases of chronic myelocytic leukemia in Japan. Cancer Genet.Cytogenet. 9, 81-91

12. Mitelman, F. (1993). The cytogenetic scenario of chronic myeloid leukemia. Leuk.Lymphoma 11 Suppl 1, 11-15

13. Hook, E. B. (1977). Exclusion of chromosomal mosaicism: tables of 90 %, 95 %, and 99 % confidence limits and comments on use. Am.J.Hum.Genet. 29, 94-97

14. Tkachuk, D. C., Westbrook, C. A., Andreeff, M., Donlon, T. A., Cleary, M. L., Suryanarayan, K., Homge, M., Redner, A., Gray, J., and Pinkel, D. (1990). Detection of bcr-abl fusion in chronic myelogeneous leukemia by in situ hybridization. Science 250, 559-562

15. Arnoldus, E. P., Wiegant, J., Noordermeer, I. A., Wessels, J. W., Beverstock, G. C., Grosveld, G. C., van der Ploeg, M., and Raap, A. K. (1990). Detection of the Philadelphia chromosome in interphase nuclei. Cytogenet.CellGenet. 54, 108-111

16. Amiel, A., Yarkoni, S., Slavin, S., Or, R., Lorberboum Galski, H., Fejgin, M., and Nagler, A. (1994). Detection of minimal residual disease state in chronic myelogenous leukemia patients using fluorescence in situ hybridization. Cancer Genet.Cytogenet. 76, 59-64

17. Cox Froncillo, M. C., Maffei, L., Cantonetti, M., Del Poeta, G., Lentini, R., Bruno, A., Masi, M., Tribalto, M., and Amadori, S. (1996). FISH analysis for CML monitoring? Ann.Hematol. 73, 113-119

18. Nacheva, E., Holloway, T., Brown, K., Bloxham, D., and Green, A. R. (1994). Philadelphia-negative chronic myeloid leukaemia: detection by FISH of BCR-ABL fusion gene localized either to chromosome 9 or chromosome 22. Br.J.Haematol. 87, 409-412

19. Hochhaus, A., Reiter, A., Skladny, H., Melo, J. V., Sick, C., Berger, U., Guo, J. Q., Arlinghaus, R. B., Hehl-

mann, R., Goldman, J. M., and Cross, N. C. P. (1996). A novel BCR-ABL fusion gene (e6a2) in a patient with Philadelphia chromosome negative chronic myelogenous leukemia. Blood 88, 2236-2240

20. Melo, J. V. (1996). The diversity of BCR-ABL fusion proteins and their relationship to leukemia phenotype. Blood 88, 2375-2384

21. Haferlach, T., Winkemann, M., Löffler, H., Schoch, R., Gassmann, W., Fonatsch, C., Schoch, C., Poetsch, M., Weber Matthiesen, K., and Schlegelberger, B. (1996). The abnormal eosinophils are part of the leukemic cell population in acute myelomonocytic leukemia with abnormal eosinophils (AML M4Eo) and carry the pericentric inversion 16: a combination of May-Grünwald-Giemsa staining and fluorescence in situ hybridization. Blood 87, 2459-2463

22. Haferlach, T., Winkemann, M., Nickenig, C., Meeder, M., Ramm-Petersen, L., Schoch, R., Nickelsen, M., Weber-Matthiesen, K., Schlegelberger, B., Schoch, C., Gassmann, W., and Löffler, H. (1997). Which compartments are involved in Philadelphia-chromosome positive chronic myeloid leukaemia? An answer at the single cell level by combining May-Grünwald-Giemsa staining and fluorescence *in situ* hybridization techniques. Br.J.Haematol. 97, 99-106

23. Weber-Matthiesen, K., Winkemann, M., Müller-Hermelink, A., Schlegelberger, B., and Grote, W. (1992). Simultaneous fluorescence immunophenotyping and interphase cytogenetics: a contribution to characterization of tumor cells. J.Histochem.Cytochem. 40, 171-175

24. Weber-Matthiesen, K., Pressl, S., Schlegelberger, B., and Grote, W. (1993). Combined immunophenotyping and interphase cytogenetics on cryostat sections by the new FICTION method. Leukemia 7, 646-649

25. Kogler, G., Wolf, H. H., Heyll, A., Arkesteijn, G., and Wernet, P. (1995). Detection of mixed chimerism and leukemic relapse after allogeneic bone marrow transplantation in subpopulations of leucocytes by fluorescent in situ hybridization in combination with the simultaneous immunophenotypic analysis of interphase cells. Bone Marrow Transplant. 15, 41-48

26. Chase, A., Grand, F., Zhang, J. G., Blackett, N., Goldman, J., and Gordon, M. (1997). Factors influencing the false positive and negative rates of *BCR-ABL* fluorescence in-situ hybridization. Genes Chromosom.Cancer 18, 246-253

27. Garcia-Isidoro, M., Tabernero, M. D., Garcia, J. L., Najera, M. L., Hernandez, J. M., Wiegant, J., Raap, A., San Miguel, J., and Orfao, A. (1997). Detection of the Mbcr/abl translocation in chronic myeloid leukemia by fluorescence in situ hybridization: comparison with conventional cytogenetics and implications for minimal residual disease detection. Hum.Pathol. 28, 154-159

28. Bentz, M., Cabot, G., Moos, M., Speicher, M. R., Ganser, A., Lichter, P., and Döhner, H. (1994). Detection of chimeric BCR-ABL genes on bone marrow samples and blood smears in chronic myeloid and acute lymphoblastic leukemia by in situ hybridization. Blood 83, 1922-1928

29. Lengauer, C., Riethman, H. C., Speicher, M. R., Taniwaki, M., Konecki, D., Green, E. D., Becher, R., Olson, M. V., and Cremer, T. (1992). Metaphase and interphase cytogenetics with Alu-PCR-amplified yeast artificial chromosome clones containing the BCR gene and the protooncogenes c-raf-1, c-fms, and c-erbB2. Cancer Res. 52, 2590-2596

30. Sinclair, P. B., Green, A. R., Grace, C., and Nacheva, E. P. (1997). Improved sensitivity of BCR-ABL detection: A triple-probe three-color fluorescence in situ hybridization system. Blood 90, 1395-1402

31. Dewald, G. W., Wyatt, W. A., Juneau, A. L., Carlson, R. O., Zinsmeister, A. R., Jalal, S. M., Spurbeck, J. L., and Silver, R. T. (1998). Highly sensitive fluorescence in situ hybridization method to detect double BCR/ABL fusion and monitor response to therapy in chronic myeloid leukemia. Blood 91, 3357-3365

32. Grand, F. H., Chase, A., Iqbal, S., Nguyen, D. X., Lewis, J. L., Marley, S. B., Davidson, R. J., Goldman, J. M., and Gordon, M. Y. (1998). A two-color BCR-ABL probe that greatly reduces false positive and false negative rates for fluorescence in situ hybridization in chronic myeloid leukemia. Genes Chromosom.Cancer 23, 109-115

33. Sinclair, P. B., Nacheva, E. P., Leversha, M., Telford, N., Chang, J., Reid, A., Bench, A., Champion, K., Huntly, B., and Green, A. R. (2000). Large deletions at the t(9;22) breakpoint are common and may identify a poor-prognosis subgroup of patients with chronic myeloid leukemia. Blood 95, 738-744

34. Southern, E. (1979). Gel electrophoresis of restriction fragments. Methods.Enzymol. 68, 152-176

35. Southern, E. M. (1975). Detection of specific sequences among DNA fragments separated by gel electrophoresis. J.Mol.Biol. 98, 503-517

36. de Klein, A., Hagemeijer, A., Bartram, C. R., Houwen, R., Hoefsloot, L., Carbonell, F., Chan, L., Barnett, M., Greaves, M., Kleihauer, E., Heisterkamp, N., Groffen, J., and Grosveld, G. (1986). bcr rearrangement and translocation of the c-abl oncogene in Philadelphia positive acute lymphoblastic leukemia. Blood 68, 1369-1375

37. Reiter, A., Skladny, H., Hochhaus, A., Seifarth, W., Heimpel, H., Bartram, C. R., Cross, N. C. P., and Hehlmann, R. (1997). Molecular response of CML patients treated with interferon-α monitored by quantitative Southern blot analysis. Br.J.Haematol. 97, 86-93

38. Groffen, J., Stephenson, J. R., Heisterkamp, N., de Klein, A., Bartram, C. R., and Grosveld, G. (1984). Phila-

delphia chromosomal breakpoints are clustered within a limited region, bcr, on chromosome 22. Cell 36, 93-99

39. Chissoe, S. L., Bodenteich, A., Wang, Y. F., Wang, Y. P., Burian, D., Clifton, S. W., Crabtree, J., Freeman, A., Iyer, K., Jian, L., Ma, Y., McLaury, H. J., Pan, H. Q., Sarhan, O. H., Toth, S., Wang, Z., Zhang, G., Heisterkamp, N., Groffen, J., and Roe, B. A. (1995). Sequence and analysis of the human ABL gene, the BCR gene, and regions involved in the Philadelphia chromosomal translocation. Genomics 27, 67-82

41. Guo, J. Q., Lian, J. Y., Xian, Y. M., Lee, M. S., Deisseroth, A. B., Stass, S. A., Champlin, R. E., Talpaz, M., Wang, J. Y., and Arlinghaus, R. B. (1994). BCR-ABL protein expression in peripheral blood cells of chronic myelogenous leukemia patients undergoing therapy. Blood 83, 3629-3637

42. Guo, J. Q., Wang, J. Y., and Arlinghaus, R. B. (1991). Detection of BCR-ABL proteins in blood cells of benign phase chronic myelogenous leukemia patients. Cancer Res. 51, 3048-3051

43. Guo, J. Q., Lian, J., Glassman, A., Talpaz, M., Kantarjian, H., Deisseroth, A. B., and Arlinghaus, R. B. (1996). Comparison of *bcr-abl* protein expression and Philadelphia chromosome analyses in chronic myelogenous leukemia patients. Am.J.Clin.Pathol. 106, 442-448

44. Guo, J. Q., Hirsch Ginsberg, C. F., Xian, Y. M., Stass, S. A., Champlin, R. E., Giralt, S. A., McCredie, K. B., Campbell, M. L., and Arlinghaus, R. B. (1993). Acute lymphoid leukemia molecular phenotype in a patient with benign-phase chronic myelogenous leukemia. Hematol.Pathol. 7, 91-106

45. Wada, H., Mizutani, S., Nishimura, J., Usuki, Y., Kohsaki, M., Komai, M., Kaneko, H., Sakamoto, S., Delia, D., Kanamaru, A., and Kakishita, E. (1995). Establishment and molecular characterization of a novel leukemia cell line with Philadelphia chromosome expressing p230 BCR/ABL fusion protein. Cancer Res. 55, 3192-3196

46. Saiki, R. K., Scharf, S., Faloona, F., Mullis, K. B., Horn, G. T., Erlich, H. A., and Arnheim, N. (1985). Enzymatic amplification of beta-globin genomic sequences and restriction site analysis for diagnosis of sickle cell anemia. Science 230, 1350-1354

47. Chelly, J., Kaplan, J. C., Maire, P., Gautron, S., and Kahn, A. (1988). Transcription of the dystrophin gene in human muscle and non- muscle tissue. Nature 333, 858-860

48. Kwok, S. and Higuchi, R. (1989). Avoiding false positives with PCR. Nature 339, 237-238

49. Hughes, T. and Goldman, J. M. (1990). Improved results with PCR for chronic myeloid leukaemia. Lancet 336, 812-812

50. Kawasaki, E. S., Clark, S. S., Coyne, M. Y., Smith, S. D., Champlin, R., Witte, O. N., and McCormick, F. P. (1988). Diagnosis of chronic myeloid and acute lymphocytic leukemias by detection of leukemia-specific mRNA sequences amplified in vitro. Proc.Natl.Acad.Sci.U.S.A. 85, 5698-5702

51. Dobrovic, A., Trainor, K. J., and Morley, A. A. (1988). Detection of the molecular abnormality in chronic myeloid leukemia by use of the polymerase chain reaction. Blood 72, 2063-2065

52. Cross, N. C. P., Melo, J. V., Feng, L., and Goldman, J. M. (1994). An optimized multiplex polymerase chain reaction (PCR) for detection of BCR-ABL fusion mRNAs in haematological disorders. Leukemia 8, 186-189

53. Cross, N. C. P. (1998). Minimal residual disease in CML. Hematol.CellTher. 40, 224-228

54. Cross, N. C. P., Hughes, T. P., Feng, L., O'Shea, P., Bungey, J., Marks, D. I., Ferrant, A., Martiat, P., and Goldman, J. M. (1993). Minimal residual disease after allogeneic bone marrow transplantation for chronic myeloid leukaemia in first chronic phase: correlations with acute graft-versus-host disease and relapse. Br.J.Haematol. 84, 67-74

55. Arnold, R., Janssen, J. W., Heinze, B., Bunjes, D., Hertenstein, B., Wiesneth, M., Kubanek, B., Heimpel, H., and Bartram, C. R. (1993). Influence of graft-versus-host disease on the eradication of minimal residual leukemia detected by polymerase chain reaction in chronic myeloid leukemia patients after bone marrow transplantation. Leukemia 7, 747-751

56. Gaiger, A., Lion, T., Kalhs, P., Mitterbauer, G., Henn, T., Haas, O., Fodinger, M., Kier, P., Forstinger, C., Quehenberger, P., Hinterberger, W., Jäger, U., Linkesch, W., Mannhalter, C., and Lechner, K. (1993). Frequent detection of BCR-ABL specific mRNA in patients with chronic myeloid leukemia (CML) following allogeneic and syngeneic bone marrow transplantation (BMT). Leukemia 7, 1766-1772

57. Pichert, G., Roy, D. C., Gonin, R., Alyea, E. P., Belanger, R., Gyger, M., Perreault, C., Bonny, Y., Lerra, I., Murray, C., Soiffer, R. J., and Ritz, J. (1995). Distinct patterns of minimal residual disease associated with graft-versus-host disease after allogeneic bone marrow transplantation for chronic myelogenous leukemia. J.Clin.Oncol. 13, 1704-1713

58. Miyamura, K., Tahara, T., Tanimoto, M., Morishita, Y., Kawashima, K., Morishima, Y., Saito, H., Tsuzuki, S., Takeyama, K., Kodera, Y., et al (1993). Long persistent bcr-abl positive transcript detected by polymerase chain reaction after marrow transplant for chronic myelogenous leukemia without clinical relapse: a study of 64 patients. Blood 81, 1089-1093

59. Lee, M., Khouri, I., Champlin, R., Kantarjian, H., Talpaz, M., Trujillo, J., Freireich, E., Deisseroth, A., and Stass, S. (1992). Detection of minimal residual disease by polymerase chain reaction of bcr/abl transcripts in chronic myelogenous leukaemia following allogeneic bone marrow transplantation. Br.J.Haematol. 82, 708-714

60. Roth, M. S., Antin, J. H., Ash, R., Terry, V. H., Gotlieb, M., Silver, S. M., and Ginsburg, D. (1992). Prognostic significance of Philadelphia chromosome-positive cells detected by the polymerase chain reaction after allogeneic bone marrow transplant for chronic myelogenous leukemia. Blood 79, 276-282

61. Radich, J. P., Gehly, G., Gooley, T., Bryant, E., Clift, R. A., Collins, S., Edmands, S., Kirk, J., Lee, A., Kessler, P., Schoch, G., Buckner, C. D., Sullivan, K. M., Appelbaum, F. R., and Thomas, E. D. (1995). Polymerase chain reaction detection of the BCR-ABL fusion transcript after allogeneic marrow transplantation for chronic myeloid leukemia: results and implications in 346 patients. Blood 85, 2632-2638

62. Keating, A., Wang, X. H., and Laraya, P. (1994). Variable transcription of *BCR-ABL* by Ph+ cells arising from hematopoietic progenitors in chronic myeloid leukemia. Blood 83, 1744-1749

63. Diamond, J., Goldman, J. M., and Melo, J. V. (1995). BCR-ABL, ABL-BCR, BCR, and ABL genes are all expressed in individual granulocyte-macrophage colony-forming unit colonies derived from blood of patients with chronic myeloid leukemia. Blood 85, 2171-2175

64. Zhang, J. G., Lin, F., Chase, A., Goldman, J. M., and Cross, N. C. P. (1996). Comparison of genomic DNA and cDNA for detection of residual disease after treatment of chronic myeloid leukemia with allogeneic bone marrow transplantation. Blood 87, 2588-2593

65. Cross, N. C. P., Feng, L., Chase, A., Bungey, J., Hughes, T. P., and Goldman, J. M. (1993). Competitive polymerase chain reaction to estimate the number of BCR-ABL transcripts in chronic myeloid leukemia patients after bone marrow transplantation. Blood 82, 1929-1936

66. Biernaux, C., Loos, M., Sels, A., Huez, G., and Stryckmans, P. (1995). Detection of major bcr-abl gene expression at a very low level in blood cells of some healthy individuals. Blood 88, 3118-3122

67. Bose, S., Deininger, M., Gora-Tybor, J., Goldman, J.M., Melo, J.V. (1998). The presence of typical and atypical BCR-ABL fusion genes in leukocytes of normal individuals: biological significance and implications for the assessment of minimal residual disease. Blood 92, 3362-3367

68. van Rhee, F., Marks, D. I., Lin, F., Szydlo, R. M., Hochhaus, A., Treleaven, J., Delord, C., Cross, N. C. P., and Goldman, J. M. (1995). Quantification of residual disease in Philadelphia-positive acute lymphoblastic leukemia: comparison of blood and bone marrow. Leukemia 9, 329-335

69. Brisco, M. J., Condon, J., Hughes, E., Neoh, S. H., Sykes, P. J., Seshadri, R., Toogood, I., Waters, K., Tauro, G., Ekert, H., and Morley, A. A. (1994). Outcome prediction in childhood acute lymphoblastic leukaemia by molecular quantification of residual disease at the end of induction. Lancet 343, 196-200

70. Higuchi, R., Dollinger, G., Walsh, P. S., and Griffith, R. (1992). Simultaneous amplification and detection of specific DNA sequences. Biotechnology 10, 413-417

71. Higuchi, R., Fockler, C., Dollinger, G., and Watson, R. (1993). Kinetic PCR: Real time monitoring of DNA amplification reactions. Biotechnology 11, 1026-1030

72. Preudhomme, C., Révillion, F., Merlat, A., Hornez, L., Roumier, C., Duflos-Gardel, N., Jouet, J.P., Cosson, A., Peyrat, J.P., and Fenaux, P. (1999). Detection of BCR-ABL transcripts in chronic myeloid leukemia (CML) using a 'real time' quantitative RT-PCR assay. Leukemia 13, 957-964

73. Branford, S., Hughes, T.P., and Rudzki, Z. (1999). Monitoring chronic myeloid leukaemia therapy by real-time quantitative PCR in blood is a reliable alternative to bone marrow cytogenetics. Br.J.Haematol. 107, 587-599

74. Emig, M.; Saussele, S.; Wittor, H.; Weisser, A.; Reiter, A.; Willer, A.; Berger, U.; Hehlmann, R.; Cross, N.C.P.; and Hochhaus, A. (1999). Accurate and rapid analysis of residual disease in patients with CML using specific fluorescent hybridization probes for real time quantitative RT-PCR. Leukemia 13, 1825-1832

75. Siebert, P. D. and Larrick, J. W. (1992). Competitive PCR. Nature 359, 557-558

76. Lin, F., Chase, A., Bungey, J., Goldman, J. M., and Cross, N. C. P. (1995). Correlation between the proportion of Philadelphia chromosome- positive metaphase cells and levels of BCR-ABL mRNA in chronic myeloid leukaemia. Genes Chromosom.Cancer 13, 110-114

77. Delage, R., Soiffer, R. J., Dear, K., and Ritz, J. (1991). Clinical significance of *bcr-abl* gene rearrangement detected by polymerase chain reaction after allogeneic bone marrow transplantation in chronic myelogenous leukemia. Blood 78, 2759-2767

78. Lin, F., Kirkland, M. A., van Rhee, F., Chase, A., Coulthard, S., Bungey, J., Goldman, J. M., and Cross, N. C. P. (1996). Molecular analysis of transient cytogenetic relapse after allogeneic bone marrow transplantation for chronic myeloid leukaemia. Bone Marrow Transplant. 18, 1147-1152

79. Lin, F., van Rhee, F., Goldman, J. M., and Cross, N. C. P. (1996). Kinetics of increasing BCR-ABL transcript numbers in chronic myeloid leukemia patients who re-

lapse after bone marrow transplantation. Blood 87, 4473-4478

80. van Rhee, F., Lin, F., Cullis, J. O., Spencer, A., Cross, N. C. P., Chase, A., Garicochea, B., Bungey, J., Barrett, J., and Goldman, J. M. (1994). Relapse of chronic myeloid leukemia after allogeneic bone marrow transplant: the case for giving donor leukocyte transfusions before the onset of hematologic relapse. Blood 83, 3377-3383

81. Lawler, M., Humphries, P., and McCann, S. R. (1991). Evaluation of mixed chimerism by in vitro amplification of dinucleotide repeat sequences using the polymerase chain reaction. Blood 77, 2504-2514

82. Nagler, A., Slavin, S., Yarkoni, S., Fejgin, M., and Amiel, A. (1994). Detection of minimal residual disease after sex-mismatch bone marrow transplantation in chronic myelogenous leukemia by fluorescence in situ hybridization. Cancer Genet.Cytogenet. 73, 130-133

83. MacKinnon, S., Barnett, L., Heller, G., and O'Reilly, R. J. (1994). Minimal residual disease is more common in patients who have mixed T-cell chimerism after bone marrow transplantation for chronic myelogenous leukemia. Blood 83, 3409-3416

84. Westbrook, C. A., Rubin, C. M., Carrino, J. J., Le Beau, M. M., Bernards, A., and Rowley, J. D. (1988). Long-range mapping of the Philadelphia chromosome by pulsed- field gel electrophoresis. Blood 71, 697-702

85. Min, G. L., Martiat, P., Pu, G. A., and Goldman, J. (1990). Use of pulsed field gel electrophoresis to characterize BCR gene involvement in CML patients lacking M-BCR rearrangement. Leukemia 4, 650-656

86. Testoni, N., Martinelli, G., Farabegoli, P., Zaccaria, A., Amabile, M., Raspadori, D., Pelliconi, S., Zuffa, E., Carboni, C., and Tura, S. (1996). A new method of "in-cell reverse transcriptase-polymerase chain reaction" for the detection of BCR/ABL transcripts in chronic myeloid leukemia patients. Blood 87, 3822-3827

87. Hochhaus, A., Weisser, A., La Rosée, P., Emig, M., Müller, M. C., Saußele, S., Reiter, A., Kuhn, C., Berger, U., Hehlmann, R., and Cross, N.C.P. (2000). Detection and quantification of residual disease in chronic myelogenous leukemia. Leukemia 14, 998-1005.

Philadelphia-negative CML

11. Philadelphia-negative CML

> Bei etwa 10 % der Patienten mit morphologischen und klinischen Charakteristika der CML lässt sich das typische Ph-Chromosom nicht nachweisen (1-6). Durch molekulare Techniken (Southern Blot, RT-PCR, Western Blot, FISH) ist aber eine M-bcr-Rearrangierung bzw. BCR-ABL-Fusion bei etwa 30-50 % dieser Patienten nachweisbar.

11.1. Ph-negative, BCR-ABL-positive CML und variante Ph-Translokationen

Ursachen sind "variante" Ph-Translokationen mit Beteiligung mehrerer Chromosomen (7;8). Der Grund für das nur molekularbiologisch nachweisbare BCR-Rearrangement sind variante submikroskopische Rearrangierungen von 9q34 (ABL) innerhalb von 22q11 (BCR) (8); das chimäre BCR-ABL kann auch auf anderen Chromosomen liegen (9-11); auch eine Maskierung der typischen Ph-Translokation durch sekundäre Rearrangierung(en) kommt vereinzelt vor (12;13). Variante Ph-Translokationen dürfen nicht mit Zeichen einer klonalen Evolution verwechselt werden (14).

Diese Ph-negativen/BCR-ABL-positiven Fälle verhalten sich bezüglich initialem klinischem Bild, Entwicklung der Erkrankung, Ansprechen auf die Therapie und Überleben wie die Ph-positive CML (5;15-22).

11.2. Ph-negative, BCR-ABL-negative CML - atypische CML

Bisher wurden die Fälle ohne M-bcr-Rearrangierung bzw. BCR-ABL-Fusion nicht ausreichend definiert. Nach der Einführung der French-American-British (FAB)-Kriterien der myelodysplastischen Syndrome (23) wurden einige Fälle als CMML reklassifiziert (24-26). Beide Erkrankungen zeigen eine milde myeloische Hyperplasie, Reifungsstörungen und Dysplasien. Es wurde eine enge Beziehung zwischen Ph-negativer/BCR-ABL-negativer CML und CMML bezüglich Alter, Milzgröße, peripheren Blutparametern und Anzahl der Erythroblasten im Knochenmark beschrieben (27). Wiedemann et al. (1988, 28) fanden bei 17 Ph-negativen/BCR-ABL-negativen Fällen ein höheres medianes Alter, niedrigere Hb-Spiegel, Leukozyten- und Thrombozytenzahlen als bei Ph-positiven Fällen. Der Krankheitsverlauf war aggressiver als bei der Ph-positiven CML und durch frühe Knochenmarkaplasie, extramedulläre Infiltrate, schlechtes Ansprechen auf Chemotherapie und Fehlen der typischen Blastenkrise gekennzeichnet. Andererseits wurde auch über BCR-ABL-negative Patienten mit initial typischer CML berichtet (29;30). In diesen Fällen war der Verlauf von der Ph-positiven CML verschieden. Die Heterogenität des klinischen Bildes der Ph-negativen CML und Überlappungskriterien mit der CMML ließen die Frage aufkommen, ob es sich überhaupt um eine eigene Entität handelt (25). Die FAB-Gruppe hat unter Verwendung morphologischer Kriterien (Leukozytenzahl, Anteil unreifer myeloischer Vorstufen, Monozyten, Basophilen und erythrozytären Vorstufen im Knochenmark und myeloischer Dysplasie) 22 Fälle mit Ph-negativer/BCR-ABL-negativer 'atypischer' CML mit CMML und typischer CML verglichen (31) und geschlussfolgert, dass die 'atypische' CML von den anderen Entitäten mit ausreichender Sicherheit abgegrenzt werden kann.

Die molekularen Mechanismen bei Ph-negativer, BCR-ABL-negativer CML, die für die Ähnlichkeit zur klassischen CML verantwortlich sind, sind unklar. Zu diskutieren sind Bruchpunkte außerhalb der bei CML typischen Lokalisationen (29;32), Rearrangierung von ABL oder BCR mit einem bisher unbekannten Gen, kleine Veränderungen des BCR- oder ABL-Gens (ohne Translokationen) wie z.B. (Punkt-) Mutationen oder Mechanismen ohne Beteiligung von BCR und ABL (33).

Es gibt Belege für die Aktivierung anderer Tyrosinkinasen als ABL bei Patienten mit myeloproliferativen Erkrankungen, die der CML ähneln, z.B. von JAK2 bei der t(9;22)(p24;q11) (34), dem FGFR-1 bei der 8p11-myeloproliferativen Erkrankung (35-37), dem PDGFRβ bei der CMML oder atypischen CML (38-40). Die Aktivierung einer spezifischen Tyrosinkinase kann durch Fusion mit unterschiedlichen Partnergenen erfolgen (41).

BCR-**ABL**	t(9q;22)	CML
ZNF198-**FGFR1**	t(8;13)	EMS ('eight p11 myeloproliferative syndrome') (35-37)
FOP-**FGFR1**	t(6;8)	
CEP110-**FGFR1**	t(8;9)	
ETV6-**PDGFRβ**	t(5;12)	CMML/aCML (38-40)
HIP1-**PDGFRβ**	t(5;7)	
H4-**PDGFRβ**	t(5;10)	
ETV6-**ABL**	t(9q;12)	atypical CML / Ph-negative CML (34;41)
ETV6-**JAK2**	t(9p;12)	
BCR-**JAK2**	t(9p;22)	

Tab. 11.1: Deregulierte Tyrosinkinasen bei chronischen myeloproliferativen Erkrankungen.

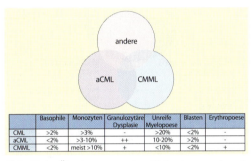

Abb. 11.1: Überlappung der Phänotypen chronischer myeloproliferativer Erkrankungen mit der chronischen myelomonozytären Leukämie und der atypischen CML.

11.3. Klinische Symptomatik

Die Initialcharakteristika von 35 Ph-negativen/BCR-ABL-negativen und 18 Ph-negativen/BCR-ABL-positiven Patienten der deutschen CML-Studien I und II sind in Tab. 11.2 dargestellt und werden den Charakteristika von 832 Ph-positiven Patienten gegenübergestellt. Die BCR-ABL-negative CML betrifft im Median ältere Patienten. Sie ist gekennzeichnet durch niedrigere initiale Leukozytenzahlen, niedrigere Basophilenzahlen, niedrigere Thrombozytenzahlen, einen höheren ALP-Index, niedrigere LDH-Werte und niedrigeren Karnofsky-Index als die Ph-positive CML. Die Initialcharakteristika der Ph-negativen/BCR-ABL-positiven CML unterscheiden sich nicht signifikant von denen der Ph-positiven CML.

▶ **Verlaufsuntersuchungen**

Die mediane Überlebenszeit der Ph-negativen/BCR-ABL-negativen CML-Patienten betrug 1,6 Jahre und war signifikant kürzer als die mediane Überlebenszeit der Ph-positiven (4,4 Jahre, p<0,0001, Abb. 11.1) und der Ph-negativen/BCR-ABL-positiven Patienten (Median nicht erreicht, p=0,0009).

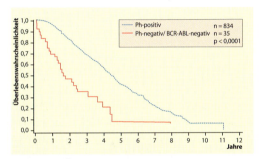

Abb. 11.2: Überlebenswahrscheinlichkeit der Ph-negativen/BCR-ABL-negativen im Vergleich mit Ph-positiven CML-Patienten (Deutsche CML-Studien I und II).

	Ph neg./ BCR-ABL pos.		Ph neg./ BCR-ABL neg.		Ph pos.
n	18		35		834
Alter (Jahre)	50,4	*	65,4	*	48,0
Leukocyten (/nl)	97,9	*	55,3	*	132,5
Basophile (%)	5,5	*	1	*	4
Thrombozyten (/nl)	359		219	*	396
LDH (U/l)	602		497	*	705
ALP Index	5		10	*	3
Karnofsky-Score	90	*	80	*	90

Tab. 11.2: Initialbefunde bei Patienten mit Ph-negativer im Vergleich zu Ph-positiver CML.
* Signifikanter Unterschied.

11.4. Heterogenität der Ph-negativen/BCR-ABL-negativen CML

Obwohl alle Ph-negativen/BCR-ABL-negativen Patienten die Definitionskriterien einer CML erfüllten, sind Initialcharakteristika und Verlauf heterogen. Deshalb wurde versucht, Subgruppen mit gleichen Initialcharakteristika und Ähnlichkeiten zu etablierten hämatologischen Erkrankungen zu finden (☞ Tab. 11.3)

Überlappung mit chronischen myeloproliferativen Erkrankungen	Überlappung mit Myelodysplasien
• Thrombozytose >400 x 10^9/l	• Thrombopenie <100 x10^9/l • Trisomie 8 • Monozytose >10 % (bei Thrombozyten <400 x 10^9/l)

Tab. 11.3: Überlappungskriterien der Ph-negativen/BCR-ABL-negativen Patienten mit etablierten hämatologischen Erkrankungen.

- 13 Patienten (24,5 %) hatten initial eine Thrombozytose über 400x10^9/l, ein Symptom, welches mit anderen chronischen myeloproliferativen Erkrankungen (CMPE), wie der essentiellen Thrombozythämie, der Polycythaemia vera oder der Frühphase einer Myelofibrose, überlappt (42). 11 der 13 Patienten mit Thrombozytose hatten zusätzlich mindestens ein weiteres CMPE-typisches Kriterium: leichte Retikulinfibrose im Knochenmark, ALP-Index >100 oder eine Splenomegalie > 5cm
- Zehn Patienten hatten initial eine Thrombopenie, Trisomie 8 oder Monozytose bei normaler oder erniedrigter Thrombozytenzahl und damit Überlappungskriterien mit myelodysplastischen Erkrankungen, insbesondere der CMML (43)
- 12 weitere Patienten hatten keine Überlappungskriterien

Patienten mit einer Thrombozytopenie, Monozytose oder Trisomie 8 hatten Ähnlichkeiten zu den Myelodysplasien, insbesondere der CMML (43). Eine massive Granulozytose in der Peripherie wird als Kriterium gegen das Vorliegen eines MDS angesehen (21). Eine Überlappung einiger qualitativer und quantitativer morphologischer Parameter zwischen der Ph-negativen/BCR-ABL-negativen CML und der CMML wurde auch von der FAB-Gruppe beschrieben (31). Dysplasie wurde nicht als Kriterium zur Differentialdiagnose aufgenommen, weil diese sowohl bei den Myelodysplasien als auch bei der Ph-negativen CML beschrieben wurde (5;31;44).

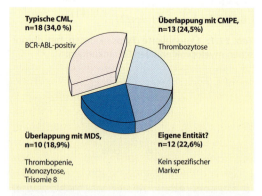

Abb. 11.3: Heterogenität der Ph-negativen CML. Bei etwa einem Drittel der Patienten ist die BCR-ABL-Fusion nachweisbar. Diese Patienten verhalten sich bezüglich Initialparametern, Ansprechen auf die Therapie und Prognose wie die Ph-positiven. Die BCR-ABL-negativen Patienten lassen sich anhand von Überlappungskriterien in eine Überlappungsgruppe mit myelodysplastischen Syndromen, eine Überlappungsgruppe mit chronischen myeloproliferativen Erkrankungen und in eine Gruppe ohne Überlappungsparameter einteilen.

Überlappungen zu den MPS wurden zunächst auf der Grundlage einer Thrombozytose gewertet. In sechs Fällen wurde die Diagnose einer essentiellen Thrombozythämie auf der Grundlage der Kriterien der Polycythemia Vera Study Group (45;46) durch die exzessive myeloische Proliferation mit Linksverschiebung und Leukozytose bis zu 241x10^9/l ausgeschlossen. In fünf weiteren Fällen wurde eine leichte Vermehrung von Retikulinfasern gesehen. Die Kriterien für das Vorliegen einer idiopathischen Myelofibrose (47;48) waren nicht erfüllt. Unter Berücksichtigung der exzessiv proliferierenden Myelopoese wurden diese Fälle histologisch als CML mit leichter Vermehrung von Retikulinfasern klassifiziert.

Eine weitere Gruppe (12 Fälle) wies keine der genannten Überlappungskriterien auf.

Die mediane Überlebenszeit der CMPE-ähnlichen Erkrankungen betrug 3,7 Jahre, die der Intermediärgruppe ohne Überlappungssymptome 1,7 Jahre und die der myelodysplasie-ähnlichen Patienten 0,9 Jahre. Die Überlebenswahrscheinlichkeit der drei Gruppen unterscheidet sich signifikant (p=0,002).

11.5. Therapie

▶ **Ph-negative, BCR-ABL-positive CML**

Der Erfolg einer Interferon-α-basierten Therapie ist bei Ph-negativen, BCR-ABL-positiven Patienten ist ähnlich gut wie bei Patienten mit konventioneller CML (22;33) und besser als bei Ph-negativen, BCR-ABL-negativen Patienten oder Patienten mit CMML (20;22;49). Ebenso ist eine Therapie mit STI571 möglich. Das Monitoring unter oder nach Therapie kann mit molekulargenetischen Methoden durchgeführt werden, die Fusionsgene oder Fusionstranskripte nachweisen (☞ Kap. 10).

▶ **Ph-negative, BCR-ABL-negative CML**

Bei Patienten mit Ph-negativer, BCR-ABL-negativer CML werden aufgrund der Heterogenität der Erkrankung deutliche Unterschiede hinsichtlich des Therapieerfolgs beobachtet (22). Die Therapie mit Interferon-α ist bei Ph-negativen, BCR-ABL negativen Patienten im Vergleich zu Ph-positiven Patienten deutlich weniger effektiv (49). Allerdings können einige dieser Patienten erfolgreich wie eine klassische CML behandelt werden (10;22). Eine individuelle Therapieentscheidung ist deshalb erforderlich. Wegen der zum Teil ungünstigen Prognose des natürlichen Verlaufs der Erkrankung sollte eine allogene Stammzelltransplantation in Betracht gezogen werden. Das Monitoring des Therapieerfolgs ist bei Patienten mit Ph-negativer, BCR-ABL negativer CML wegen des Fehlens eines einheitlichen molekularen Markers schwierig.

11.6. Literatur

1. Whang Peng, J., Canellos, G. P., Carbone, P. P., and Tjio, J. H. (1968). Clinical implications of cytogenetic variants in chronic myelocytic leukemia (CML). Blood 32, 755-766

2. Canellos, G. P., Whang Peng, J., and DeVita, V. T. (1976). Chronic granulocytic leukemia without the Philadelphia chromosome. Am.J.Clin.Pathol. 65, 467-470

3. Kohno, S., Abe, S., and Sandberg, A. A. (1979). The chromosomes and causation of human cancer and leukemia: XXXVIII. Cytogenetic experience in Ph1-negative chronic myelocytic leukemia (CML). Am.J.Hematol. 7, 281-291

4. Mintz, U., Vardiman, J., Golomb, H. M., and Rowley, J. D. (1979). Evolution of karyotypes in Philadelphia (Ph1) chromosome- negative chronic myelogenous leukemia. Cancer 43, 411-416

5. Kantarjian, H. M., Keating, M. J., Walters, R. S., McCredie, K., Smith, T. L., Talpaz, M., Beran, M., Cork, A., Trujillo, J. M., and Freireich, E. J. (1986). Clinical and prognostic features of Philadelphia chromosome-negative chronic myelogenous leukemia. Cancer 58, 2023-2030

6. Cervantes, F., Urbano Ispizua, A., Pujades, A., Bosch, F., Vives Corrons, J. L., Montserrat, E., and Rozman, C. (1992). Análisis molecular en la leucemia mieloide crónica cromosoma Filadelfia negativa: estudio de seis casos. Med.Clin.Barc. 99, 286-288

7. Yehuda, O., Abeliovich, D., Ben-Neriah, S., Sverdlin, I., Cohen, R., Varadi, G., Orr, R., Ashkenazi, Y. J., Heyd, J., Lugassy, G., and Ben Yehuda, D. (1999). Clinical implications of fluorescence in situ hybridization analysis in 13 chronic myeloid leukemia cases: Ph-negative and variant Ph-positive. Cancer Genet.Cytogenet. 114, 100-107

8. Huret, J. L. (1990). Complex translocations, simple variant translocations and Ph- negative cases in chronic myelogenous leukaemia. Hum.Genet. 85, 565-568

9. Sessarego, M., Fugazza, G., Bruzzone, R., Ballestrero, A., Miglino, M., and Bacigalupo, A. (2000). Complex chromosome rearrangements may locate the bcr/abl fusion gene sites other than 22q11. Haematologica 85, 35-39

10. Aurich, J., Duchayne, E., Huguet Rigal, F., Bauduer, F., Navarro, M., Perel, Y., Pris, J., Caballin, M. R., and Dastugue, N. (1998). Clinical, morphological, cytogenetic and molecular aspects of a series of Ph-negative chronic myeloid leukemias. Hematol.CellTher. 40, 149-158

11. Macera, M. J., Smith, L. J., Frankel, E., Szabo, P., and Verma, R. S. (1998). A Philadelphia negative chronic myelogenous leukemia with the chimeric BCR/ABL gene on chromosome 9 and a b3-a2 splice junction. Cancer Genet.Cytogenet. 101, 143-147

12. Jadayel, D., Calabrese, G., Min, T., van Rhee, F., Swansbury, G. J., Dyer, M. J., Maitland, J., Palka, G., and Catovsky, D. (1995). Molecular cytogenetics of chronic myeloid leukemia with atypical t(6;9) (p23;q34) translocation. Leukemia 9, 981-987

13. Shanske, A. L., Grunwald, H., Cook, P., Heisterkamp, N., and Groffen, J. (1998). Philadelphia-negative chronic myelogenous leukemia in a patient with a unique complex-translocation: 46,XY,t(9;12;15)(q34;q12;q21). Leuk.Res. 22, 645-648

14. Reid, A., Gribble, S. M., Huntly, B., Andrews, K. M., Campbell, L., Grace, C. D., Wood, M. E., Green, A. R., and Nacheva, E. P. (2001). Variant Philadelphia translocations in chronic myeloid leukaemia can mimic typical blast crisis chromosome abnormalities or classic t(9;22): a report of two cases. Br.J.Haematol. 113, 439-442

15. Bartram, C. R., Kleihauer, E., de Klein, A., Grosveld, G., Teyssier, J. R., Heisterkamp, N., and Groffen, J. (1985). C-*abl* and *bcr* are rearranged in a Ph1-negative CML patient. EMBO J. 4, 683-686

16. Ganesan, T. S., Rassool, F., Guo, A. P., Th'ng, K. H., Dowding, C., Hibbin, J. A., Young, B. D., White, H., Kumaran, T. O., Galton, D. A., and Goldman, J. M. (1986). Rearrangement of the *bcr* gene in Philadelphia chromosome-negative chronic myeloid leukemia. Blood 68, 957-960

17. Kurzrock, R., Blick, M. B., Talpaz, M., Velasquez, W. S., Trujillo, J. M., Kouttab, N. M., Kloetzer, W. S., Arlinghaus, R. B., and Gutterman, J. U. (1986). Rearrangement in the breakpoint cluster region and the clinical course in Philadelphia-negative chronic myelogenous leukemia. Ann.Intern.Med. 105, 673-679

18. Morris, C. M., Reeve, A. E., Fitzgerald, P. H., Hollings, P. E., Beard, M. E., and Heaton, D. C. (1986). Genomic diversity correlates with clinical variation in Ph'-negative chronic myeloid leukaemia. Nature 320, 281-283

19. Fitzgerald, P. H., Beard, M. E., Morris, C. M., Heaton, D. C., and Reeve, A. E. (1987). Ph-negative chronic myeloid leukaemia. Br.J.Haematol. 66, 311-314

20. Shtalrid, M., Talpaz, M., Blick, M., Romero, P., Kantarjian, H., Taylor, K., Trujillo, J., Schachner, J., Gutterman, J. U., and Kurzrock, R. (1988). Philadelphia-negative chronic myelogenous leukemia with breakpoint cluster region rearrangement: molecular analysis, clinical characteristics, and response to therapy. J.Clin.Oncol. 6, 1569-1575

21. Martiat, P., Michaux, J. L., Rodhain, J., and for the Groupe Francais de Cytogénétique Hématologique (1991). Philadelphia-negative (Ph-) chronic myeloid leukemia (CML): comparison with Ph+ CML and chronic myelomonocytic leukemia. The Groupe Francais de Cytogenetique Hematologique. Blood 78, 205-211

22. Cortes, J. E., Talpaz, M., Beran, M., O'Brien, S. M., Rios, M. B., Stass, S., and Kantarjian, H. M. (1995). Philadelphia chromosome-negative chronic myelogenous leukemia with rearrangement of the breakpoint cluster region. Long-term follow-up results. Cancer 75, 464-470

23. Bennett, J. M., Catovsky, D., Daniel, M. T., Flandrin, G., Galton, D. A. G., Gralnick, H., and Sultan, C. (1982). Proposals for the classification of the myelodysplastic syndromes. Br.J.Haematol. 51, 189-199

24. Pugh, W. C., Pearson, M., Vardiman, J. W., and Rowley, J. D. (1985). Philadelphia chromosome-negative chronic myelogenous leukaemia: a morphological reassessment. Br.J.Haematol. 60, 457-467

25. Travis, L. B., Pierre, R. V., and Dewald, G. W. (1986). Ph1-negative chronic granulocytic leukemia: a nonentity. Am.J.Clin.Pathol. 85, 186-193

26. Shepherd, P. C., Ganesan, T. S., and Galton, D. A. (1987). Haematological classification of the chronic myeloid leukaemias. Baillieres Clin.Haematol. 1, 887-906

27. Michaux, J. L. and Martiat, P. (1993). Chronic myelomonocytic leukaemia (CMML) - a myelodysplastic or myeloproliferative syndrome? Leuk.Lymphoma 9, 35-41

28. Wiedemann, L. M., Karhi, K. K., Shivji, M. K., Rayter, S. I., Pegram, S. M., Dowden, G., Bevan, D., Will, A., Galton, D. A., and Chan, L. C. (1988). The correlation of breakpoint cluster region rearrangement and p210 phl/abl expression with morphological analysis of Ph- negative chronic myeloid leukemia and other myeloproliferative diseases. Blood 71, 349-355

29. Selleri, L., Emilia, G., Luppi, M., Temperani, P., Zucchini, P., Tagliafico, E., Artusi, T., Sarti, M., Donelli, A., Castoldi, G. L., Ferrari, S., Torelli, U., and Torelli, G. (1990). Chronic myelogenous leukemia with typical clinical and morphological features can be Philadelphia chromosome negative and "bcr negative". Hematol.Pathol. 4, 67-77

30. Kurzrock, R., Kantarjian, H. M., Shtalrid, M., Gutterman, J. U., and Talpaz, M. (1990). Philadelphia chromosome-negative chronic myelogenous leukemia without breakpoint cluster region rearrangement: a chronic myeloid leukemia with a distinct clinical course. Blood 75, 445-452

31. Bennett, J. M., Catovsky, D., Daniel, M. T., Flandrin, G., Galton, D. A., Gralnick, H., Sultan, C., and Cox, C. (1994). The chronic myeloid leukaemias: guidelines for distinguishing chronic granulocytic, atypical chronic myeloid, and chronic myelomonocytic leukaemia. Proposals by the French-American-British Cooperative Leukaemia Group. Br.J.Haematol. 87, 746-754

32. Naik, N. R., Advani, S. H., and Bhisey, A. N. (1989). PMN cells from chronic myeloid leukemia (CML) patients show defective chemotaxis in remission [see comments]. Leuk.Res. 13, 959-965

33. Costello, R., Lafage, M., Toiron, Y., Brunel, V., Sainty, D., Arnoulet, C., Mozziconacci, M. J., Bouabdallah, R., Gastaut, J. A., Maraninchi, D., and Gabert, J. (1995). Philadelphia chromosome-negative chronic myeloid

leukaemia: a report of 14 new cases. Br.J.Haematol. 90, 346-352

34. Griesinger, F., Podleschny, M., Steffens, R., Bohlander, S., Woermann, B., and Hasse, D. (2000). A novel BCR-JAK2 fusion gene is the result of a translocation (9;22)(p24;q11) in a case of CML. Blood 96, Supp. 1, 352a.

35. Guasch, G., Mack, G. J., Popovici, C., Dastugue, N., Birnbaum, D., Rattner, J. B., and Pébusque, M. J. (2000). *FGFR1* is fused to the centrosome-associated protein *CEP110* in the 8p12 stem cell myeloproliferative disorder with t(8;9)(p12;q33). Blood 95, 1788-1796.

36. Popovic, C., Zhang, B., Gregoire, M. J., Jonveaux, P., Lafage-Pochitaloff, M., Birnbaum, D., and Pebusque, M. J. (1999). The t(6;8)(q27;p11) translocation in a stem cell myeloproliferative disorder fuses a novel gene, FOP, to fibroblast growth factor receptor 1. Blood 93, 1381-1389

37. Reiter, A., Sohal, J., Kulkarni, S., Chase, A., Macdonald, D. H. C., Aguiar, R. C. T., Goncalves, C., Hernandez, J. M., Jennings, B. A., Goldman, J. M., and Cross, N. C. P. (1998). Consistent fusion of ZNF198 to the fibroblast growth factor receptor1 in the t(8;13)(p11;q12) myeloproliferative syndrome. Blood 92, 1735-1742

38. Ross, T. S., Bernard, O. A., Berger, R., and Gilliland, D. G. (1998). Fusion of Huntington interacting protein 1 to platelet-derived growth factor beta receptor (PDGFbetaR) in chronic myelomonocytic leukemia with t(5;7)(q33;q11.2). Blood 91, 4419-4426

39. Kulkarni, S., Heath, C., Parker, S., Chase, A., Iqbal, S., Pocock, C. F., Kaeda, J., Cwynarski, K., Goldman, J. M., and Cross, N. C. P. (2000). Fusion of H4/D10S170 to the plaetelet-derived growth factor receptor beta in BCR-ABL-negative myeloproliferative disorders with a t(5;10)(q33;q21). Cancer Res. 60, 3592-3598

40. Sawyers, C. L. and Denny, C. T. (1994). Chronic myelomonocytic leukemia: Tel-a-kinase what ets all about. Cell 77, 171-173

41. Bohlander, S. K. (2000). Fusion genes in leukemia: an emerging network. Cytogenet.CellGenet. 91, 52-56

42. Hochhaus, A. and Hehlmann, R. (1997). Chronische myeloproliferative Erkrankungen. *In* "Hämatologie/Onkologie" (P. C. Ostendorf and S. Seeber, Eds.), pp. 265-283. Urban & Schwarzenberg, München.

43. Goasguen, J. E. and Bennett, J. M. (1992). Classification and morphologic features of the myelodysplastic syndromes. Semin.Oncol. 19, 4-13

44. Foucar, K., Langdon II, R. M., Armitage, J. O., Olson, D. B., and Carroll, T. J. (1985). Mylodysplastic syndromes. A clinical and pathological analysis of 109 cases. Cancer 56, 553-561

45. Murphy, S., Iland, H., Rosenthal, D., and Laszlo, J. (1986). Essential thrombocythemia: An interim report from the Polycythemia Vera Study Group. Semin.Hematol. 23, 177-182

46. Murphy, S., Peterson, P., Iland, H., and Laszlo, J. (1997). Experience of the Polycythemia Vera Study Group with essential thrombocythemia: a final report on diagnostic criteria, survival, and leukemic transformation by treatment. Semin.Hematol. 34, 29-39

47. Buhr, T., Georgii, A., and Choritz, H. (1993). Myelofibrosis in chronic myeloproliferative disorders. Incidence among subtypes according to the Hannover Classification. Pathol.Res.Pract. 189, 121-132

48. Hyun, B. H., Gulati, G. L., and Ashton, J. K. (1990). Myeloproliferative disorders. Classification and diagnostic features with special emphasis on chronic myelogenous leukemia and agnogenic myeloid metaplasia. Clin.Lab.Med. 10, 825-838

49. Kantarjian, H. M., Shtalrid, M., Kurzrock, R., Blick, M., Dalton, W. T., LeMaistre, A., Stass, S. A., McCredie, K. B., Gutterman, J., Freireich, E. J., et al (1988). Significance and correlations of molecular analysis results in patients with Philadelphia chromosome-negative chronic myelogenous leukemia and chronic myelomonocytic leukemia. Am.J.Med. 85, 639-644

Schlussfolgerungen und Empfehlungen zur Diagnostik und Therapie

12. Schlussfolgerungen und Empfehlungen zur Diagnostik und Therapie

Die diagnostischen und therapeutischen Fortschritte der letzten 10 Jahre führten zu einer zunehmenden Komplexität des Managements von CML-Patienten. Es ist zu empfehlen, die relativen Vorteile der einzelnen Therapieoptionen mit den Patienten zum Zeitpunkt der Diagnose zu besprechen und eine Therapiestrategie zu entwickeln. Die in Frage kommenden Optionen müssen mit den Patienten und den Angehörigen evidenzbasiert diskutiert werden. Die primäre Frage richtet sich auf die Durchführung einer frühen allogenen Stammzelltransplantation. Insbesondere für relativ junge Patienten, für die Heilung das Hauptziel ist, sollte die allogene Stammzelltransplantation eine Option bleiben bis Klarheit über die Langzeitresultate mit STI571 besteht. Zu berücksichtigende Punkte sind die biologische Eignung und das Einverständnis des Patienten für eine Transplantation und die Verfügbarkeit eines Familien- oder Fremdspenders. Das individuelle Risiko kann unter Berücksichtigung des EBMT-Scores berechnet werden. Für Patienten ohne Option einer Stammzelltransplantation richten sich die weiteren Entscheidungen auf den primären Einsatz einer IFN-α-basierten Therapie in der konventionellen oder pegylierten Form mit oder ohne Zugabe von niedrigdosiertem Ara-C. Zur Berechnung des individuellen Risikos kann der Hasford-Score verwendet werden. Der frühe Einsatz des Tyrosinkinase-Inhibitors STI571 ist zur Zeit nur im Rahmen von Studien zu empfehlen, da die bisherigen Therapieresultate Ansprechraten darstellen und keine Rückschlüsse auf Überlebenszeiten erlauben (☞ Tab. 12.1) (1).

Die weitere Behandlung im Verlauf richtet sich nach dem Ansprechen auf die Primärtherapie nach etwa 6-12 Monaten. STI571 hat eine klare Indikation bei hämatologischer oder zytogenetischer IFN-α-Resistenz, möglich ist weiterhin eine verzögerte allogene Transplantation mit konventioneller oder dosislimitierter Konditionierung, eine intensive Chemotherapie oder eine Hochdosistherapie mit nachfolgender autologer Transplantation mit *in-vivo-* oder *in-vitro-*gereinigten Stammzellen.

Die Komplexität der Therapiemöglichkeiten verlangt eine konsequente hämatologische, zytogenetische und molekulare Kontrolle und Reflexion der Ergebnisse mit Diskussion alternativer Optionen.

Um die bestmögliche Therapieoption für den einzelnen Patienten zu finden, künftige Verbesserungen der Therapie der CML ohne Verzögerungen zu belegen, sinnvolle neue therapeutische Standards zu definieren und darüber hinaus Langzeitresultate verschiedener Therapien vergleichen zu können, ist die Einbringung aller neudiagnostizierten Patienten in klinische **Therapieoptimierungsstudien** zu empfehlen. Ziel ist ein risikoorientiertes Therapiemanagement für den einzelnen Patienten.

Die Therapie der CML ist durchaus in der niedergelassenen internistischen oder hämatologischen Praxis möglich. Eine initiale Vorstellung in einem hämatologischen Zentrum zur Planung der langfristigen Strategie ist dennoch anzuraten.

Auskünfte zur Diagnostik und Therapie der CML und zu aktuellen Studien sind erhältlich über die

CML-Studienzentrale
III. Medizinische Universitätsklinik
Fakultät für Klinische Medizin Mannheim der Universität Heidelberg
Wiesbadener Strasse 7-11
68305 Mannheim
Tel.: 0621 383 4168
Fax: 0621 383 4239
E-Mail: cml.studie@urz.uni-heidelberg.de
Internet: www.ma.uni-heidelberg.de/inst/med3/cmlstudi.html

Seit Gründung des Kompetenznetzes "Akute und chronische Leukämien" und seine Förderung durch das Bundesministerium für Forschung und Technologie sind aktuelle Informationen über Therapiestandards und klinische Prüfungen jederzeit über das Internet verfügbar (www.kompetenznetz-leukaemie.de). Das Kompetenznetz "Akute und chronische Leukämien" wird vom Bundesministerium für Bildung und Forschung, vertreten durch den Projektträger Gesundheitsforschung (DLR e.V.) gefördert.

Ein internationales Gremium aus Hämatologen und Methodikern hat im Auftrag der American Society of Hematology (ASH) die Evidenz bezüglich Vor- und Nachteilen von Chemotherapie und allogener SZT mit der Fragestellung geprüft, ob evidenzbasierte Behandlungsleitlinien erarbeitet werden können. Auf der Grundlage der Evidenz von randomisierten, kontrollierten Studien wurden folgende Empfehlungen entwickelt (2):

Medikamentöse Therapie

1. Patienten mit günstigem Risikoprofil im frühen Stadium der chronischen Phase sollten mit IFN behandelt werden, eventuell in Kombination mit Chemotherapie (Hydroxyurea, niedrig-dosiertes AraC), um die höchste Überlebenswahrscheinlichkeit zu erreichen.
2. Klinische Studien mit dem besten Überlebensvorteil unter IFN haben die maximal tolerable IFN-Dosis eingesetzt (Zielkriterien: Leukozyten 2000 – 4000/µl, Thrombozyten > 50000/µl, keine Toxizitätszeichen).
3. Kontrollierte Studien bieten keine ausreichende Evidenz für eine optimale Dauer der IFN-Therapie.
4. Eine verlängerte Überlebenszeit unter IFN-Therapie ist am wahrscheinlichsten, wenn eine partielle oder komplette zytogenetische Remission erreicht wird.
5. Es gibt keine ausreichende Evidenz für eine obere Altersgrenze der IFN-Therapie.
6. Auf der Basis von Überlebensdaten aus kontrollierten Studien gibt es keine ausreichende Evidenz für eine überlegene IFN-Wirksamkeit bei Patienten in fortgeschrittener chronischer Phase.

Für Patienten, die konventionelle Chemotherapie gegenüber IFN vorziehen, wird auf der Basis verfügbarer Evidenz eher Hydroxyurea als Busulfan als dasjenige Medikament empfohlen, das die Überlebenszeit mit höherer Wahrscheinlichkeit verlängert und mit geringerer Wahrscheinlichkeit toxisch ist.

Allogene Transplantation

1. Wenn Ärzte und Patienten Evidenz für einen Überlebensvorteil durch eine allogene Transplantation auf der Basis randomisierter, kontrollierter Studien erwarten, dann ist eine solche Evidenz nicht vorhanden.
2. Allogene Transplantation ist eine Behandlungsoption, sofern der Patient einen passenden HLA-typisierten Spender hat und sich in einem Gesundheitszustand befindet, der die Durchführung der Transplantation erlaubt.
3. Auf der Basis der verfügbaren Information muss ein Patient Chancen und Risiken der Transplantation voll verstehen im Hinblick auf die potentiellen Langzeitvorteile und die mehr kurzfristigen Risiken durch transplantationsbedingte Komplikationen und Mortalität.
4. Eine allogene Transplantation sollte innerhalb der ersten beiden Jahre nach Diagnose durchgeführt werden, um die höchste Erfolgswahrscheinlichkeit zu erreichen.
5. Jüngere Patienten profitieren mit höherer Wahrscheinlichkeit von einer allogenen Transplantation.

Evidenz aus Beobachtungsstudien zeigt, dass eine IFN-Therapie die Resultate einer nachfolgenden allogenen Transplantation mit Verwandtenspender nicht nachteilig beeinflusst.

Tab. 12.1: Empfehlungen zur Therapie.

1. Hehlmann R, Hochhaus A (2001): Evidenzbasierte Therapie der chronischen myeloischen Leukämie. Dt. Ärztebl. 98, A1834-1897.

2. Silver RT, Woolf SH, Hehlmann R, Appelbaum FR, Anderson J, Bennett C, Goldman JM, Guilhot F, Kantarjian HM, Lichtin AE, Talpaz M, Tura S (1999): An evidence based analysis of the effect of busulfan, hydroxyurea, interferon, and allogeneic bone marrow transplantation in treating the chronic phase of chronic myeloid leukemia: developed for the American Society of Hematology. Blood 94, 1517-1536.

Verzeichnis der verwendeten Abkürzungen

13. Verzeichnis der verwendeten Abkürzungen

ABL	humanes Abelson-Protoonkogen
ALL	akute lymphatische Leukämie
ALP	alkalische Leukozytenphosphatase
AMLV	Abelson-Mäuseleukämievirus
Ara-C	Arabinosyl-Cytosin
b2a2	M-bcr Exon 2 fusioniert an ABL-Exon 2
b2a3	M-bcr Exon 2 fusioniert an ABL-Exon 3
b3a2	M-bcr Exon 2 fusioniert an ABL-Exon 2
b3a3	M-bcr Exon 2 fusioniert an ABL-Exon 3
BCR	'breakpoint cluster region'
bp	Basenpaare
c3a2	BCR-Exon c3 = e19 fusioniert an ABL-Exon 2
c-ABL	zelluläre homologe Sequenz des Abelson-Leukämievirus
CBL	'Casitas B-lineage lymphoma protein'
CD	'Cluster of Differentiation'
cDNA	'complementary desoxyribonucleic acid'
CML	chronische myeloische Leukämie
CMML	chronische myelomonozytäre Leukämie
CMPE	chronische myeloproliferative Erkrankung
CNL	chronische Neutrophilenleukämie
CRKL	'crk-like protein'
DNA	Desoxyribonukleinsäure
e19a2	BCR-Exon e19=c3 fusioniert an ABL-Exon 2
e6a2	BCR-Exon e6 fusioniert an ABL-Exon 2
EBMT	European Group for Blood and Marrow Transplantation
EDTA	Ethylendiamintetraessigsäure
EVI1	EVI-1-Gen
FAB	French-American-British-(Classification)
FGFR1	'Fibroblast growth factor receptor 1'
Fiction	'Fluorescence-immunophenotyping and interphase cytogenetics as a tool for investigation of neoplasms'
FISH	Fluoreszenz-*in-situ*-Hybridisierung
G6PD	Glucose-6-Phosphatdehydrogenase
GAP	GTPase-aktivierendes Protein
G-CSF	Granulozyten-koloniestimulierender Faktor
GRB2	'Growth-factor-receptor binding protein 2'
GTC	Guanidiniumthiozyanat
GVHD	'Graft-versus-host-disease'
GVL	'Graft-versus-leukemia-(effect)'
HLA	humanes Leukozytenantigen
HU	Hydroxyurea
IBMTR	International Bone Marrow Transplant Registry
IE	internationale Einheiten
IFN-α	Interferon-alpha
IRF	Interferon-regulierende Faktoren
ISCN	'International system for human cytogenetic nomenclature'
JAK	Janus-Kinasen
kb	Kilobasen
kbp	Kilobasenpaar
kD	Kilodalton
KM	Knochenmark
KMT	Knochenmarktransplantation
LDH	Laktatdehydrogenase
M-bcr	'major breakpoint cluster region'
m-bcr	'minor breakpoint cluster region'
MCH	mittlerer korpuskulärer Hämoglobingehalt
MCV	mittleres korpuskuläres Volumen
MDS	Myelodysplastisches Syndrom
M-MLV	Moloney-Mäuse-Leukämievirus
MRD	'minimal residual disease'
μ-bcr	'micro breakpoint cluster region'
NF1	Neurofibromatose-1-Gen
OD	optische Dichte

p16	p16-Gen
PB	peripheres Blut
PBS	'Phosphate buffered saline'
PBSCT	periphere Blutstammzelltransplantation
PCR	Polymerase-Kettenreaktion
PDGF	'Platelet derived growth factor'
PDGFR	'Platelet derived growth factor'-Rezeptor
Ph	Philadelphia-Chromosom
pH	log der Wasserstoffionenkonzentration
PML	Promyelozytenleukämie-Gen
r	Korrelationskoeffizient
RARα	Retinolsäure-Rezptor-alpha-Gen
rb	Retinoblastoma-Gen
RFLP	Restriktionsfragmentlängenpolymorphismus
RNA	Ribonukleinsäure
RT-PCR	PCR nach reverser Transkription der RNA
s.c.	subkutan
SB	Southern Blot
SD	Standardabweichung
SH1, 2, 3	src-homologe Region 1, 2 und 3
SHC	'SH2-containing protein'
SOS	'Son of sevenless'-Gen
STAT	'Signal-Transducer and activator of transcription'
SZT	Stammzelltransplantation
t	Translokation
TCR	T-Zell-Rezeptor
TES	Tris/Ethylendiamintetraessigsäure/Natriumdodecylphosphat
tRNA	Tranfer-Ribonukleinsäure
UV	ultraviolett
v	Volumen
v-abl	transformierende Sequenz der Abelson-Mutante des Moloney-Mäuse-Leukämievirus
YAC	'Yeast artificial chromosome'

Tab. 13.1: Abkürzungen.

Index

Index

A

Abkürzungen 136
ABL-Gen 23
Adhäsion 39, 41
Adhäsionsdefekt 40
Akzelerationsphase 16
Anämie 48
Ansprechen
    hämatologisches 108
    zytogenetisches 109
Antisense-Oligonukleotide 102
Apoptose 38
Arabinosyl-Cytosin 64
Autotransplantation 91

B

BCR-ABL-Fusionsprotein 25
BCR-ABL-Gen 23
BCR-Gen 23
BCR-Quotient 110
Blasten, undifferenzierte 49
Blastenkrise 16, 53, 66
Blastenphase 16
Blutausstrich 48
Blutbild 48
Blutstammzelltransplantation, periphere ... 76
Busulfan 65

C

Chemotherapie, intensive 88
Chimärismus-Analyse 117
Cluster 51
CML, Philadelphia-negative 124

D

Decitabin 102
Diagnostik 17, 108
Dowding-Hypothese 36

E

Epidemiologie 15
Expansion, klonale 36

F

Farnesyltransferase-Inhibitoren ... 103
Fasern, argyrophile 54
Fasern, retikuläre 52
FISH 109
Fluoreszenz-in-situ-Hybridisierung ... 109

G

Graft-versus-Host-Disease 78
Graft-versus-Leukemia-Effekt 80
Granulopoese 34
GvHD 78

H

Hämatopoese 34
Hannover-Klassifikation 55

Hasford-Score 66
Histiozyt, seeblauer 50
HLA-Typisierung 60, 74
Homoharringtonin 102
Hydroxyurea 61

I

Imatinibmesylat 96
Immuntherapie 102
Instabilität, genetische 43
Interferon
    IFN-α 41, 61, 81
    pegyliertes 64

K

Klassifikation 54
Knochenmarkpunktion 50
Knochenmarkstanzbiopsie 52
Knochenmarktransplantation 60
Köln-Klassifikation 55
Konditionierung 91
Konditionierungstherapie 76

L

Leukostasesyndroms 66
Leukozytose 48
Linksverschiebung 49

M

Manifestationen, extramedulläre blastäre ... 65
Markbröckelausstriche 50
Megakaryozytencluster 52
Mikromegakaryozyt 51
Milz, vergrößerte 65
minimal residual disease 108
Mobilisierungsschema 90
Molekularbiologie 23
MRD 108

P

p145 ABL 23
p190 BCR-ABL 24
p210 BCR-ABL 24, 39
p230 BCR-ABL 25
Pathogenese 44
PBSCT 76
PCR 112
    Einzelzell- 117
    kompetitive 115
    Multiplex- 112
    qualitative 113
    quantitative 114
    Real-Time- 114
Phase, chronische 16
Philadelphia-Chromosom 14, 22
Philadelphia-negative CML 124
Philadelphia-Translokation 22
    variante 124
Pneumonie, idiopathische 80

Stichwortregister

Polymerase-Kettenreaktion 112
Prognose 66
Pseudo-Gaucher-Zellen 52
Pulsfeld-Gelelektrophorese 117

R

Reifung, diskordante 37
Remission 108
Resterkrankung, minimale 108
Rezidivtherapie 81
Risikoscores 66

S

Sokal-Score 66
Southern-Blot-Analyse 110
Spenderlymphozyten 81
Stadieneinteilung 15
Stammzellgewinnung 89
Stammzellkinetik 35
Stammzelltransplantation 74
STI571 82
Syndrom, myeloproliferatives 14

T

Therapieempfehlungen 132, 133
Therapieoptimierungsstudien 132
Therapiestrategie 60
Thrombozytenanisozytose 49
Thrombozytopenie 48
Thrombozytose 48, 65
Transplantationsscore 75
Tyrosinkinase 24, 96
T-Zell-Depletion 76

U

Ursprungszelle 35

V

Veno-occlusive-Disease 80
Verlaufskontrolle 108

W

Wachstumsfaktoren 41
Western Blot 111

Z

Zellbiologie 34
Zytogenetik 22, 109
Zytokine 41, 42

Klinische Lehrbuchreihe

...Kompetenz und Didaktik!

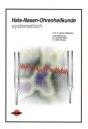
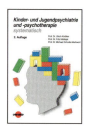
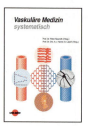
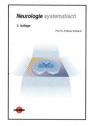
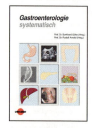
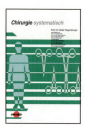
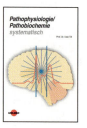
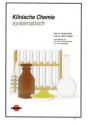
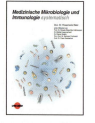
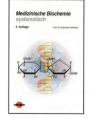
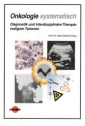
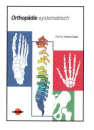
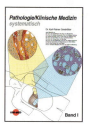
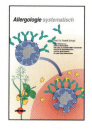
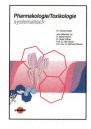
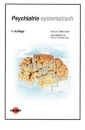
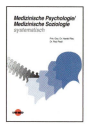
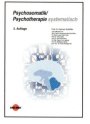
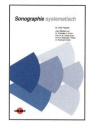
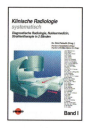
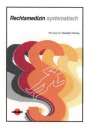
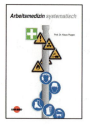
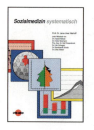
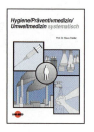
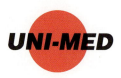

Die Wissenschaftsreihe bei UNI-MED

Diagnostik • Therapie • Forschung

...und ständig aktuelle Neuerscheinungen!

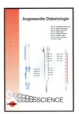 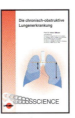 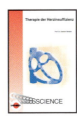 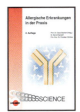
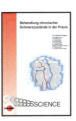 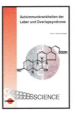 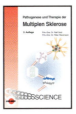 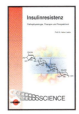
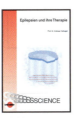 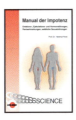 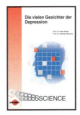 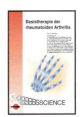
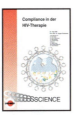 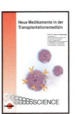 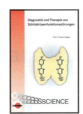 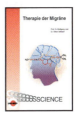

SSSSSSCIENCE

UNI-MED Verlag AG • Kurfürstenallee 130 • D-28211 Bremen
Telefon: 0421/2041-300 • Telefax: 0421/2041-444
e-mail: info@uni-med.de • Internet: http://www.uni-med.de

Fachliteratur über Hämatologie/ Onkologie von UNI-MED...

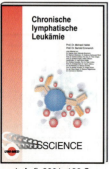
1. Aufl. 2001, 128 S.

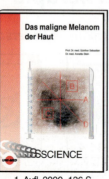
1. Aufl. 2000, 136 S.

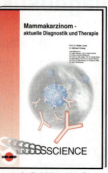
1. Aufl. 2001, 128 S.

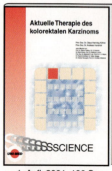
1. Aufl. 2001, 136 S.

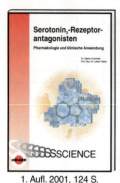
1. Aufl. 2001, 124 S.

1. Aufl. 2000, 72 S.

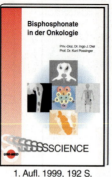
1. Aufl. 1999, 192 S.

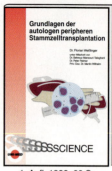
1. Aufl. 1999, 88 S.

UNI-MED *SCIENCE* -
Topaktuelle Spezialthemen!

Und für den Fall der Fälle -
das Standardwerk!

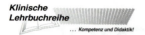

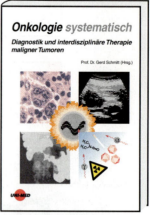
1. Aufl. 1999, 480 S.

...garantiert gutartig!

UNI-MED Verlag AG • Kurfürstenallee 130 • D-28211 Bremen
Telefon: 0421/2041-300 • Telefax: 0421/2041-444
email: info@uni-med.de • Internet: http://www.uni-med.de